新安孤本醫籍叢刊

第一輯

王鵬/主編

2019年度國家古籍整理出版專項經費資助項目

傷寒從新

貳

〔清〕王潤基/撰
王鵬/提要

北京科學技術出版社

傷寒從新 五

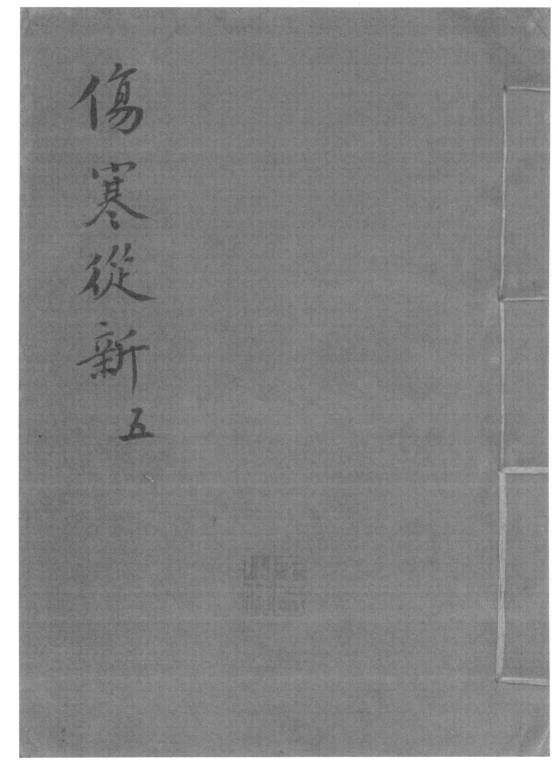

傷寒從新卷三

庽苕溪王少峰輯學
受業　張子菴校字

太陽下篇　目錄

寒傷榮壞證第一
榮衛俱傷壞證第二
火逆證第三

△辨壞病大意

壞病者謂不當汗而汗不當吐而吐不當下而下即當汗吐下而過甚或當汗吐下而失時皆為施治失宜所以成壞病也凡三陰三

陽若汗若吐若下若温鍼火熏火熨火灸火
刼等法致諸壞病者有汗後亡陽眩冒振惕
魄汗不收有下後虛中結胸痞鞕下利不止
有吐後煩乱腹滿有温鍼失血驚狂甚至陽
毒斑狂陰躁欲死神昏譫語循衣摸牀之類
是也（金鑑）

喻昌曰壞病與過經不解大異過經不解者
連三陰經俱已傳過故其治但在表裡差多
差少宜先宜後之間若壞病則病在三陽未
入於陰故其治但在陽經其證有結胸下利
眩冒振惕驚悸譫妄嘔噦躁煩之不同其脉

有弦促細數緊沉微澀弱結代之不同故必辨其脉證犯何逆然後得以法而治其逆也

李梴曰傷寒病未退重感寒變為溫瘧重感風變為風溫重感濕熱變為溫毒重感疫氣變為瘟疫又太陽病經汗吐下溫針不解過經不解皆名壞病或醫人不辨陰陽差謬誤汗使病不解壞病乱經久而不差視其犯何逆以治之表症多者知母麻黃湯半表者小柴胡湯餘熱不解者參胡芍藥湯危急者奪命散諸藥不效者則用鱉甲散救之

寒傷榮壞證第一

、辨傷寒壞證宜審脉證而定治一法

太陽病三日已發汗若吐若下若溫鍼仍不解者此為壞病桂枝不中與也觀其脉證知犯何逆隨證治之

金鑑曰太陽病三日邪在三陽時也若已經發汗若吐若下若溫針其法備施病仍不解者此為壞病由施治失宜也此時即有表症桂枝亦不中與當觀其脉證知所誤犯者何逆而隨證治之不可以成法拘也

、方有執曰壞言歷遍諸治而猶不愈則反覆雜誤之餘血氣已憊壞難以正名名也不中

猶言不當也末三句言所以治之之法也蓋既不可定以正名則亦難以出其正治故但示人以隨機應變之微旨一以貫之斯言盡之矣

程知曰病在太陽治之不當即成壞病故初治不可不愼桂枝不可與以桂枝證罷也若桂枝證仍在則不謂之壞病矣

程應旄曰如汗後亡陽動經渴躁譫語下後虛煩結胸痞氣吐後內煩腹脹滿溫鍼後吐衄驚狂之類紛紜錯出者俱是為前治所壞後人切不得執成法以救逆所以前證雖屬

桂枝若壞則桂枝亦不中與也觀其脉證知犯何逆隨證治之蓋欲反逆為順也非從望聞問切上探出前後根因無從隨證用法非頭痛醫頭之為隨證治之也

呉人駒曰不得拘三日為表病而與桂枝當依現在之變壞者而為救治

喻昌曰相傳傷寒過經日久二三十日不痊者謂之壞病遂與過經不解之病無辨此古今大誤也仲景止說病三日即五六日亦未說到且此條止說太陽病連少陽亦未說到故謂桂枝偏表之法不可用觀下條太陽轉

入少陽之壞證有柴胡證罷四字可見此為桂枝證罷故不可復用也設桂枝證仍在即不得謂之壞病與少陽篇內柴胡證仍在者此雖已下之不為逆復與柴胡湯必蒸蒸而振却發熱汗出而解之文又互相綰照也豈有桂枝柴胡之證尚未罷而得指為壞病之理哉故必細察其脉為何脉證為何證從前所誤今犯何逆然後隨其證而治之始為當耳

尤在涇曰若與或同言或汗或吐或下或溫鍼而病仍不解即為壞病不必諸法雜投也

柯琴曰內經曰未滿三日者可汗而已汗不解者須當更汗吐下溫鍼之法非太陽所宜而三日亦非吐下之時也治之不當故病仍不解壞病者即變症也若誤汗則有遂漏不止心下悸臍下悸等症妄吐則有飢不能食朝食暮吐不欲近衣等症妄下則有結胸痞硬協熱下利脹滿清穀等症火逆則有發黃圊血亡陽奔豚等症是桂枝症已罷故不可更行桂枝湯也桂枝以五味成方減一增一便非桂枝湯非謂桂枝竟不可用下文皆隨症治逆法

六十三

陳脩園曰此為醫者誤治壞病壞病不關肌腠故桂枝湯不中與也或隨其發汗之逆或隨其吐下溫鍼之逆分各證而救治之可也東洋櫟窓多紀先生案巢源云或已發汗吐下而病證不解邪熱留於府藏致令病候多變故曰壞傷寒

此條傷寒論輯義第十七條卷一

不解肌而誤發大汗其變逆有救亡陽漏風二法

太陽病發汗汗出不解其人仍發熱心下悸頭眩身瞤動振振欲擗地者真武湯主之

金鑑曰此申首條示人以救逆之法也首條言誤汗此條言過汗互文以明其義也盖二證皆屬亡陽故均當以真武湯主之扶陽抑陰以救其逆也大汗出仍熱不解者陽亡於外也心下悸築築然動陽虛不能內守也頭眩者頭暈眼黑陽微氣不能升也身瞤動者蠕蠕然瞤動陽虛液涸失養於經也振聳動也振振欲擗地者聳動不已不能興起欲墮於地陽虛氣力不能支也

張璐曰此為誤用大青龍因而致變者立法也汗出雖多而熱不退則邪未盡而正已大

傷況裡虛為悸上虛為眩經虛為瞤身振振搖無往而非亡陽之象所以用真武把閡坐鎮之法也

汪琥曰或問治不表何以方中尚用生姜蓋病自過汗而来雖無欝熱可發其内外寒邪猶在用生姜者乃温中有發也

喻昌曰此本為誤服大青龍湯因而致变者立法然陽虛之人纔發其汗便出不止即用麻黄火劫等法多有見此證者所以仲景於桂枝湯中垂戒不可令如水淋漓益見解肌中且有逼汗亡陽之事矣大青龍證中垂戒

云若脈微弱汗出惡風者不可服服之則厥逆筋惕肉瞤正與此段互發振振欲擗地五字形容亡陽之狀如繪諸家竟不加細繹妄取詩經註擗拊心釋為解噫是何言歟仲景論中心下悸欲得人按與夫叉手自冒心間且與拊心之義不協何得妄指擗地為拊心耶蓋擗者闢也避也汗出過多衛氣解散其人似乎全無外廓故振振然四顧徬徨無可置身思欲闢地而避處其內也陰證似陽者欲坐井中避熱就冷也汗多亡陽者欲入土中避虛就實也試觀嬰孩出汗過多神虛畏

怯嘗合面偎入母懷者豈非振振欲擗地之一驗乎從來皆以為驚風誤治實猶未透傷寒證中之大關耳

柯琴曰腎液入心而為汗汗出不能徧身故不解所以然者太陽陽微不能衛外而為固少陰陰虛不能藏精而起亟也仍發熱而心下悸坎陽外亡而腎水凌心耳頭眩身瞤因心下悸所致振振欲擗地形容身瞤動之狀凡水從火發腎火上炎水邪因得上侵若腎火歸原水氣自然下降外熱因之亦解此條用真武者全在降火利水重在發熱而心下

悸並不在頭眩身瞤故也如傷寒厥而心下
悸宜先治水亦重在悸不重在厥但彼本於
太陽寒水內侵故用桂枝此則少陰邪水泛
溢故用附子會景此方為少陰治水而設附
會三綱之說者本為誤服青龍而設不知服
大青龍而厥逆筋惕肉瞤是胃陽外亡輕則
甘草乾姜湯重則建中理中輩無暇治腎即
欲治腎尚有附子湯之大溫補而乃用真武
耶要知小便自利心下不悸便非真武湯證
尤在涇曰發汗過多不能解太陽之邪而反
動少陰之氣於是身仍發熱而悸眩瞤動等

證作矣少陰之氣水氣也心屬火而水乘之故悸頭為陽而陰加之故眩經脉綱維一身以行血氣故水入之則振振瞤動也擗猶據也眩動之極心体不安思欲據地以自固也此與陽虛外亡有別陽虛者但須四逆以復陽此兼水飲故必真武以鎮水方用白朮茯苓之甘淡以培土而行水附子生姜之辛以復陽而散邪芍藥之酸則入陰斂液使汎濫之水盡歸大壑而巳耳

程郊倩曰太陽病不解肌而發汗或胃中真陽素虛者不唯汗出不解而陽浮在外失其

所依則其人仍發熱觸動腎氣以凌其心心
陽不安則悸陽虛於上則頭眩經脉失其所
養而身無陽氣主持則身瞤動而振振欲擗
地此皆陰邪從下凌上亡陽動經乃有此象
土敗水奔火氣莫主故用真武湯溫中鎮水
回陽消翳以為救法耳

徐大椿曰太陽病乃桂枝症也當取微似汗
則衛氣泄而不傷營其發汗太過動其營血
大汗雖出而衛邪反內伏所以病仍不解觀
桂枝條下服法可推而知也其人仍發熱表
邪仍在也此方鎮伏腎水挽回陽氣

六十四

此條傷寒論輯義第八十七條卷二　淺註
卷一太陽中篇第十七頁
真武湯方見少陰篇

太陽病發汗遂漏不止其人惡風小便難四肢微急難以屈伸桂枝加附子湯主之

金鑑曰太陽中風本當解肌若大發其汗如水流漓因而遂漏不止其人必腠理大開表陽不固故惡風也液傷於內膀胱津少故小便難也液傷於外復加風襲故四肢微急難以屈伸也宜桂枝加附子湯主之服依桂枝湯法者是於固陽斂液中和榮衛解風邪也

方有執曰此太陽中風誤汗之變證小便難者以汗漏不止必亡陽亡津液亡陽則氣不足亡津液則水道枯竭且小便者膀胱所司也膀胱本太陽經而為諸陽主氣氣不足則化不行矣

程知曰此陽氣與陰液兩亡復加外風襲入與真武證微細有別真武湯是救裏寒亡陽之失急於回陽者桂枝加附子湯是救表寒漏風之失急於溫經者

程應旄曰太陽病當解肌不解肌而發汗或衛陽平素不足者一旦徹去護衛榮無從守

遂漏不止，腠理既開，風無所禦，其人惡風。小便者，得陽氣之施化，而津液乃滲也。今衛氣外脫，陽氣不復施化於膀胱，小便乃難。四肢者，諸陽之本，陽隨津液外泄，則柔不能養筋，四肢乃微急，難以屈伸。此皆津液從中走外，陽氣內虛，乃有此象。衛氣微，護陽不能返，故用桂枝加附子湯，固表斂液，益氣扶陽，以為救法耳。

章楠曰：此條是正虛不勝發散，致衛陽亡而表不固，漏汗不止而惡風。津液外泄，則小便難，以膀胱為津液之府也。榮血傷而經脈失養故四肢微急難以屈伸也主以桂枝湯榮衛加附子助元陽使表裡陽氣皆復其漏汗自止而津液歸内則四肢伸而小便亦利矣若見漏汗不用附子而加黄芪雖能實表止汗而助中焦之氣其小便難由下焦陽虚不能化氣輸津於膀胱如用黄芪助中則下焦更虚中焦氣壅必腹脹而小便更難矣於此見仲景用法之精當也

柯琴曰太陽固當汗若不取微似有汗而發之太過陽氣無所止息而汗出不止矣汗多亡陽元府不閉風乘虚入故復惡風汗多於

表津弱於裡故小便難四肢者諸陽之本陽氣者精則養神柔則養筋開闔不得寒氣從之故筋急而屈伸不利也此離中陽虛不能攝水當用桂枝以補心陽陽密則漏汗自止矣坎中陽虛不能行水必加附子以回腎陽陽歸則小便自利矣內外調和則惡風自罷而手足便利矣　漏不止與大汗出同若無他變症仍與桂枝湯若形如瘧是立府反閉故加麻黃此立府不閉故加附子若大汗出後而大煩渴是陽陷於內急當滋陰故用白虎加人參湯此漏不止而小便難四肢不利

是陽亡於外急當扶陽此發汗雖不言何物其為麻黄湯可知蓋桂枝湯有芍藥而無麻黄故雖大汗出而玄府能閉但使陽陷於裡斷不使陽亡於外也

尤在涇曰發汗傷陽外風復襲汗遂不止活人所謂漏風是也夫陽者所以實腠理行津液運肢体者也今陽已虚不能護其外復不能行於裡則汗出小便難而邪風之氣方外淫而旁溢則悪風四肢微急難以屈伸是宜桂枝湯解散風邪兼和榮衛加附子補助陽氣并御虚風也

徐大椿曰此發汗太過如水流漓或藥不對症之故中風本惡風汗後當愈今仍惡風則表邪未盡也小便難津液少也四肢為諸陽之本急難屈伸乃津脫陽虛之象但不至亡陽耳若更甚而厥冷惡寒則有陽脫之慮當用四逆湯矣桂枝同附子服則能止汗回陽

舒詔曰太陽病發汗遂漏不止當是汗出大止何為漏也漏字不可解其人惡風者衛陽不足也小便難者陽氣外亡而氣化不利也四肢微急難以屈伸者乃陽氣暴虛陰氣四布阻滯經脈關節不利也喻氏謂經脈無津

液以養非也如果經脉失養法當滋津附子不可用也又曰兼以風入而增其勁也何以見得風邪復入並無徵驗豈可更用桂枝以再傷其陽乎且芍藥酸寒生陰之物固陽藥中最不宜用總當重用附子以回其陽芪朮建立中氣砂半以醒脾氣故紙收固腎氣虎骨通利關節一定之理也

此條傷寒論輯義第二十二條卷一

桂枝加附子湯方

桂枝三兩去皮　芍藥三兩　甘草三兩炙

生姜三兩切　大棗十二枚擘　附子一枚炮去皮破八片

右六味以水七升煮取三升去滓温服一升
本云桂枝湯今加附子將息如前法
柯琴曰是方以附子加入桂枝湯中大補表
陽也表陽密則漏汗自止惡風自罷矣汗止
津回則小便自利四肢自柔矣
周揚俊曰此本桂枝證也誤用麻黄勢必至
大汗而亡陽亡陽必用附子以回陽今其人
尚未見惡寒證也仲景何遽用附子本文云
遂漏不止如其漏正未有止期也人身津液
有幾堪漏而無已耶故以附子入桂枝湯中
即為固表回陽上剤其間惡風為陽虚小便

難為膀胱府傷拘急難以屈伸因無津液以養致病之由瞭如指掌失此不圖則汗之漏且不止者必至魄汗而不收矣豈特亡陽已哉

王晋三曰桂枝加附子湯治外亡陽而脫液熟附雖能補陽終屬燥液四肢難以屈伸其為液燥骨屬不利矣仲景以桂枝湯輕揚力薄必藉附子剛性直走內外急急溫經復陽使汗不外泄正以救液也

呂震名曰桂枝加附子湯治汗漏風之方也此證全是衛氣外泄津液內奪之象而附子

乃燥液之品仲景偏用之救液此何義也蓋衛陽將脫非得附子之大力必不能迅走衛分以回陽今但使衛陽亟固先断其外泄之路則就吾身固有之津液還返於內陽回而津自復更無藉他藥生津潤燥之力此其立方之所以聖也

徐彬曰此陽氣與陰津兩亡更加風氣纏綿若用四逆則不宜乾姜之剛燥用真武則不宜苓术之滲濕故用桂枝湯加附子以固表驅風而復陽斂液也

此方傷寒論輯義在二十二條下

六十五

、服麻黄湯汗後身痛脉遲者宜行補散一法
發汗後身疼痛脉沉遲者桂枝加芍藥生姜各一兩人參三兩新加湯主之
金鑑曰發汗後身疼痛脉浮緊或浮數乃發汗未徹表邪未盡也仍當汗之宜桂枝湯今發汗後身雖疼痛脉見沉遲是榮衛虛寒故宜桂枝新加湯以温補榮衛也
成無已曰表邪盛則身疼血虛亦身痛其脉浮緊者邪盛也脉沉遲者血虛也盛者損之則安虛者益之則愈
喻昌曰脉沉遲者六部皆然與尺遲大異尺

遲乃素虛此為發汗新虛故於桂枝方中倍加芍藥生姜各一兩以去邪加人參三兩以補正名曰新加湯者明非桂枝湯中之舊法也

汪琥曰身疼痛脉沉遲焉知非中寒證要知此證乃太陽傷寒發汗後身疼不止脉變沉遲非中寒比也

尤在涇曰發汗後邪痺於外而榮虛於内故身疼不除而脉轉沉遲經曰其脉沉者營氣微也又曰遲者榮氣不足血少故也故以桂枝加芍藥生姜人參以益不足之血而散未

盡之邪東垣云仲景於病人汗後身熱亡血脉沉遲者下利身涼脉微血虛者並以加人參古人血脫者必益氣也然人參味甘氣溫溫固養氣甘亦實能生血汗下之後血氣虛衰者非此不為功矣

章楠曰寒傷營者身本疼痛發汗後其身仍痛浮緊之脉變為沉遲是津液傷營衞虛也以桂枝湯芍藥之斂防有餘邪也去生姜之散恐更耗液也加人參補氣生津藉桂枝通營和血庶可愈也張路玉纘論作加芍藥生姜各一兩如二味並加兩補營衞於理亦可

若榮分寒邪未淨而身痛者當去芍藥則生
姜亦當去也
程郊倩曰汗後虛實之辨不但證有異而脉更
有異者如身疼痛脉沉遲全屬陰經寒證之
象然而得之太陽病發汗後非屬陰寒乃由
内陽外越榮陰遂虛經曰其脉沉者榮氣微
也又曰遲者榮中寒也榮主血血少則隧道
窒澁衛氣不流通故身疼痛於桂枝湯中倍
芍藥生姜養榮血而從陰分宣陽加人參三
兩托裡虛而從陽分長陰曰新加湯者明沉
遲之脉非氷來之沉遲乃汗後新得之沉遲

故治法亦新加人參而倍姜芍耳

張兼善曰寒邪盛則身疼榮血虛則身亦疼其脉浮緊者邪盛也其脉沉微者血虛也

此條傷寒論輯義第六十五條

桂枝新加湯方

桂枝三兩　芍藥四兩　甘艸二兩

人參三兩　大棗十二枚擘　生姜四兩切

右六味以水一斗二升煮取三升去滓溫服一升本云桂枝湯今加芍藥生姜人參

金鑑曰是方即桂枝湯倍芍藥生姜加人參也汗後身疼痛是榮衛虛而不和也故以桂

枝湯調和其榮衛倍生姜者以脉沉遲榮中寒也倍芍藥者以榮不足血少故也加人參者補諸虛也桂枝得人參大氣周流氣血足而百骸理人參得桂枝通行內外補榮陰而益衛陽表虛身疼未有不愈者也

徐大椿曰素体虛而過汗者方可用

柬洋櫟窻多紀先生棨柯氏作桂枝去芍藥生姜新加人參湯云坊本作加芍藥生姜者誤未知何據恐是僭妄也

此方傷寒論輯義在六十五條

、服麻黃湯有陽氣暴虛陰邪上干臍下悸欲

作奔豚預伐其邪一法

發汗後其人臍下悸者欲作奔豚茯苓桂枝甘草大棗湯主之

金鑑曰發汗後心下悸者乃虛其心中之陽本經自病也今發汗後臍下悸欲作奔豚者乃心陽虛而腎水之陰邪乘虛欲上干於心下主之以茯苓桂枝甘草大棗者一以扶陽一以補土使水邪不致上干則臍下之悸可安矣

程知曰發汗後心下悸者心液虛而腎氣將動也腎氣欲上奔故臍下先悸也謂之豚者

指腎氣也

喻昌曰汗本心之液發汗後臍下悸者心氣虛而腎氣發動也故取茯苓桂枝直趨腎界預伐其邪所謂上兵伐謀也

汪琥曰奔豚者腎之積名也發於少腹上至心下若豚狀乃腎氣發動有似乎奔豚之狀非真臍下有積如豚也

章楠曰太陽經脉絡腎屬膀胱發汗升散太陽引動腎藏水寒之邪臍下動悸勢將上沖欲作奔豚蓋水者火所畏水寒動於下心火惕於上故云臍下悸也亦為水畜水邪突然

犯心如豚之奔也

柯琴曰發汗後心下悸欲得按者心氣虛而不自表故用甘草桂枝湯以補心若臍下悸欲作奔豚者是腎水乘心而上尅故製此方以瀉腎豚為水畜奔則昂首疾馳酷肖水勢上攻之象此症因以為名臍下悸時水氣尚在下焦欲作奔豚之兆而未發也當先其時而急治之君茯苓之淡滲以伐腎邪佐桂枝之甘溫以保心氣甘草大棗培土以制水亢則害者承乃制矣瀾水狀似奔豚而性則柔弱故又名勞水用以先煮茯苓取其下伐腎

邪一惟趨下也

程應旄曰若發汗後其人臍下一悸便知腎氣發動水邪已不安其位欲逆衝而作奔豚須於欲作未作時急主之

舒詔曰此證本為表藥耗損腎陽臍下水氣停畜不行而為悸動法當用附子回陽吳萸降逆白朮茯苓益土制水肉桂化氣斯水去陽回無餘義矣若此湯大非所宜總之悞認桂枝固表謬指桂伐奔豚殊不知奔豚為陰邪上逆非吳茱萸四逆湯不克也桂枝不但無益而且耗散真陽陰邪愈逆必殺之矣

徐大椿曰心下悸是擾胸中之陽臍下悸則因發汗太過上焦乾涸腎水上救故重用茯苓以制腎水桂枝以治奔豚

楊士瀛曰夫奔豚者如豕突之狀氣從少腹上冲心而痛凡作奔豚者其氣在臍下築然而動也宜茯苓大棗湯或理中湯去朮加桂痛甚加吳茰亦佳若痛甚手足厥逆當歸四逆湯加桂茰惟桂大能泄奔豚凡藥中不可缺也

此條傷寒論輯義第六十八條

茯苓桂枝甘草大棗湯方

茯苓 半斤　桂枝 四兩去皮　甘草 二兩炙

大棗 十五枚擘

右四味以甘爛水一斗先煮茯苓減二升內諸藥煮取三升去滓溫服一升日三服作甘爛水法取水二斗置大盆內以杓揚之水上有珠子五六千顆相逐取用之 玉函作瀾

金鑑曰此方即苓桂朮甘湯去白朮加大棗倍茯苓也彼治心下逆滿氣上衝胸此治臍下悸欲作奔豚蓋以水停中焦故用白朮水停下焦故倍茯苓其病由汗後而起自不外乎桂枝之法也若已作奔豚又非此藥所能

治則當從事乎桂枝加桂湯法矣

徐大椿曰凡方中專重之藥法必先煮又曰

甘爛水大約取其動極思靜之意

王晉三曰腎氣奔豚治宜制之泄之茯苓桂
枝通陽滲泄保心氣以禦水凌甘草大棗補
脾土以制水泛甘瀾水緩中而不留入腎而
不著不助水邪則奔豚臍悸之勢緩是方即
苓甘湯惡生姜性升而去之其義深切矣

陳蔚曰此治發汗而傷其腎氣也桂枝保心
氣於上茯苓安腎氣於下二物皆能化太陽
之水氣甘草大棗補中土制水邪之溢甘瀾

水速諸藥下行此欲作奔豚圖於未萌之方也

呂震名曰此方煮以甘瀾水取其力薄不致助水也

鄒澍學曰甘瀾水隨激上泛隨傳即消凡水氣不受土防而上逆者取其潤下之性縱遭激揚縱有形跡亦即消散復其就下之性也故此方及大半夏湯以之

此方輯義在六十八條卷二

、服發汗藥後陽氣暴虛陰邪上攖腹脹滿宜行補虛以除其滿一法

發汗後腹脹滿者厚朴生姜甘草半夏人参湯主之

成無已曰吐後腹脹與下後腹滿皆為實言邪氣乘虛入裡為實發汗後外已解也腹脹滿知非裡實由脾胃津液不足氣濇不通壅而為滿與此方和脾胃而降氣

舒詔曰此條為發汗過刹耗損脾胃中樞失運不能升降兼之胃氣渙散不能收也固則腹中之氣壅而以為滿愚意當用黃芪白术大補中氣砂仁半夏醒脾滌飲白蔻宣暢胸鬲更加附子回陽肉桂化氣益智故紙收固

胃氣厚朴傷氣不可用也

程郊倩曰奔豚之證由發汗後陽虛於上遂令陰盛於下不知發汗後陽虛於外并令陰盛於中津液為陰氣搏結腹中無陽以化氣遂壅為脹滿主之以厚朴生姜甘草半夏人參湯者益胃和脾培其陽散滯滌飲遣去陰緣病已在中安中為主胃陽得安外衛不固而自固桂枝不復用也

柯琴曰此條不是妄汗以其人本虛故也汗後反見有餘症邪氣盛則實故用厚朴姜夏散邪以除腹滿正氣虛故用人參甘草補中

而益元氣

喻昌曰吐後腹脹與下後腹脹多為實以邪氣乘虛入裡為實也若發汗後外已解而腹脹滿知非裡實之證緣脾胃氣虛津液搏結陰氣內動壅而為滿也故以益胃和脾降氣滌飲為治也

尤在涇曰發汗後表邪雖解而腹滿脹者汗多傷陽氣窒不行也是不可以徒補補之則氣愈窒亦不可以徑攻攻之則陽益傷故以人參甘草生姜助陽氣厚朴半夏行滯氣乃補泄兼行之法也

章楠曰氣虛多疫之人發汗後陽氣外越濁陰內壅不行而腹脹滿故以姜半之辛溫佐厚樸之苦降通陽泄濁甘草和中人參補氣則濁降清升其病自愈若因脹滿妄用攻瀉即變壞病矣

張兼善曰凡言發汗後者以外無表證裡無別術止有腹脹一事而已除此之外即獲全安

厚朴生姜半夏甘草人參湯

厚朴炙半斤　生姜切半斤　半夏半斤洗

甘草二兩　人參一兩

右五味以水一斗煮取三升去滓溫服一升日三服

周揚俊曰腹脹滿未有不因邪實者邪實矣豈有反用人參之理然發汗後之腹滿與吐下後之腹滿迥乎不侔也吐下腹滿正氣已虛則邪因內乘者有之至若發汗脹滿明係陽氣外泄痰飲搏結使徒以厚朴生姜疎利其氣半夏消豁其結吾知其滿必不減何也脾胃之津液耗而正氣無以輔之也

徐大椿曰發汗後則邪已去而猶腹脹滿乃虛邪入腹故以厚朴除脹滿餘則補虛助胃

也

、王晉三曰太陰病當腹滿是傷中也與吐下後邪氣入裡腹脹治法不同厚朴寬脹下氣生姜散滿生津半夏利竅通陰陽三者有升降調中之理佐甘草和陰人參培陽補之泄之則陰結散虛滿消

、呂震名曰汗後陽虛不能化氣陰邪內結壅而為滿本方主厚朴除滿而生姜半夏人參甘草皆醒胃和脾使氣得化而滿自除矣

、金鑑曰發汗後表已解而腹滿者太陰裡虛之脹滿也故以厚朴生姜甘草半夏人參湯

主之消脹散滿補中降逆也、金鑑立在太陰篇中

汪琥曰此條乃汗後氣虛腹脹滿其人雖作脹滿而内無實形所以用人參炙甘草等甘温補藥無疑也

張錫駒曰此言發汗而傷其脾氣也脾主腹故腹滿為太陰主病發汗後而腹脹滿則知其脾氣素虛今脾氣愈虛則不能轉輸濁氣不降清氣不升而腹脹滿作矣

此方輯義在六十九條

、服麻黃湯後陽氣暴虛叉手冒心心下悸欲得按一法

六十八

發汗過多其人叉手自冒心心下悸欲得按者
桂枝甘草湯主之
金鑑曰發汗過多外亡其液內虛其氣氣液兩虛中空無倚故心下悸惕惕然不能自主所以叉手冒心欲得自按以護庇而求定也故用桂枝甘草湯以補陽氣而生津液自可愈矣
方有執曰汗多則傷血血傷則心虛心虛則動惕而悸故叉手自冒而欲得人按也桂枝走表歛液宅心能固疎漫之表甘草和裡補中益氣能調不足之中合二物以為方蓋歛

陰補陽之法也

程知曰此汗後心虛補陽法也陽受氣於胸中胸中陽氣衰微故叉手冒心心悸欲按也

程應旄曰汗為心液不惟妄汗不可即當汗而失其分數亦不可叉手冒心欲得按者因陽虛不能自主而心下悸也然心悸有心氣虛有水氣乘水乘先因心虛今心下悸者乃陽氣虛惕然自恐欲得按以禦之故用桂枝甘草載還上焦之陽使迴旋於胸中也

魏荔彤曰此條乃發汗過多之禁也風傷衛固不宜汗出如水流漓矣即寒傷營宜發汗

亦衹汗出表解斯已耳不可聽其大汗不止致有陽虛之變症也仲景言其人叉手自冒心心下悸欲得按者乃形容汗多亡陽之象也

喻昌曰發汗過多陽氣虛衰陽本受氣於胸中胸中陽氣不足故叉手冒心不説到陰血上方用桂枝甘草固表緩中亦未説到養血上方註謂汗多則血傷血傷則心虛反置陽虛不理所謂迂闊而遠於事情也

張路玉曰發汗過多誤用麻黄也本桂枝證故仍用桂枝甘草湯以芍藥助陰姜棗行津

汗後陽虛故去之

舒詔曰此證法當用人參黃芪以補胸中之陽氣半夏茯苓滌飲甯心肉桂化氣桂枝功專發表耗散陽氣之藥不可謬謂固表貽悞後人

柯琴曰汗多則心液虛心氣餒故悸叉手冒心則外有所衛得按則內有所依則望之而知其虛矣桂枝為君獨任甘草為佐去姜之辛散棗之泥滯并不用芍藥不藉其酸收且不欲其苦泄也甘溫相得氣和而悸自平與心中悸而煩心下有水氣而悸迴別

、尤在涇曰心為陽藏而汗為心之液發汗過多心陽則傷其人叉手自冒心者裡虛欲為外護也悸心動也欲得按者心中築築不甯欲得按而止之也是宜補助心陽為主桂枝甘草辛甘相合乃生陽化氣之良劑也

、徐大椿曰發汗不誤誤在過多汗為心之液多則心氣虛二味扶陽補中此乃陽虛之輕者甚而振振欲擗地則用真武湯矣一症而輕重不同用方逈異其義精矣

、周揚俊曰臍下腎部位也心下仍心部位也本發汗耳一在臍下一在心下何也一為心

火驟虛水本制火故腎邪上凌一為心血本
虛虛則喜實故欲得按則此條甚於前條矣
乃不用附子者未見惡寒也不加人參者不
見脉之沉遲也去芍藥者偏陰故也去姜棗
者以甘草已足理脾無取乎辛散也故止用
桂枝二甘草一則固表和中兩相縮合而與
有姜者之立法遠矣

此條轄義第六十七條

桂枝甘草湯方

桂枝四兩去皮　甘草二兩炙

右二味以水三升煮取一升去滓頓服

、王晋三曰桂枝湯中採取二味成方便另有精蘊分以平淡而忽之桂枝複甘草是辛從甘化為陽中有陰故治胸中陽氣欲失且桂枝輕揚走表佐以甘草留戀中宮載還陽氣仍寓一表一裡之義故得以外止汗而内除煩

、章楠曰桂枝色赤入心配甘草甘溫以補心脾之陽陽生則陰長不用補血藥者以其味厚質重則下行反不能助心氣也

此方轄義在六十七條

、服麻黃湯有陽氣暴虛叉手冒心耳聾無聞

一法

未持脉時病人叉手自冒心師因教試令欬而不欬者此必兩耳聾無聞也所以然者以重發汗虛故如此

金鑑曰未持脉時病人叉手自冒其心師因教試令欬而不欬者此必兩耳聾無所聞也其聾與叉手冒心同見則非少陽之邪可知乃重發汗陽虛故致此也

張路玉曰此示人推測陽虛之一端也陽虛耳聾與少陽傳經耳聾迥別亟宜固陽為要也叉手冒心加之耳聾陽虛極矣嘗見汗後

陽虛耳聾諸醫施治不出小柴胡加減屢服愈甚必大劑參附庶可挽回也

程應旄曰夫叉手自冒心特陽虛之外候也欲從外以測內亦測之於未持脈時耳令欬以試之則陽虛之內候并得之於耳聾矣所以然者諸陽雖受氣於胸中而精氣則上通於耳今以重發汗而虛其陽陽氣所不到之處精氣亦不復注而通之故聾以此驗叉手自冒心之為悸而其悸為心虛之悸非水乘之悸也所以用桂枝甘草湯載還上焦之陽者并欲衛住上焦之精氣不令走散耳況正

氣虛之耳聾與少陽邪盛之耳聾不同又可
於叉手自冒心之證五驗也
尤在涇曰病人叉手自冒心者心陽內虛欲
得外護如上條所云也耳聾者陽氣上虛陰
反得而實之也師因叉手冒心而更試耳之
聰否以求陽之虛實若耳聾無聞其為過汗
致虛當與溫養無疑臨病之工宜如是詳審
耳許叔微曰傷寒耳聾發汗過多者正氣虛
也邪不出者邪氣閉也虛之與閉治法懸殊
學者更宜詳審
章楠曰耳為心腎之竅肝腎虛則耳聾皆由

重發其汗心腎兩傷之故然少陽經脉循耳邪閉少陽亦耳聾必有少陽病證與此虛實不同也

王肯堂曰此條乃重發汗虛故也當用黃芪建中湯

柯琴曰汗出多則心液虛故叉手外衛此望而知之心寄竅於耳心虛故耳聾此問而知之

陳脩園曰此一節言血液之汗發之太過致傷心腎之氣非茯苓甘草湯所能治也

唐宗海曰此節難解淺註亦不必確當闕疑

七十

此條傷寒論輯義第七十八條
、不解肌而用吐藥雖得汗内傷脾胃名為小
逆二法
太陽病當惡寒發熱今自汗出不惡寒發熱關
上脉細數者以醫吐之過也一二日吐之者腹
中飢口不能食三四日吐之者不喜糜粥欲食
冷食朝食暮吐以醫吐之所致也此為小逆
金鑑曰欲食冷食之下當有五六日吐之者
六字若無此一句則不喜糜粥欲食冷食與
朝食暮吐之文不相聯屬且以上文一二日
三四日之文細玩之則可知必有五六日吐

之一句由淺及深之謂也
又曰太陽病不解當恶寒發熱今自汗出不
恶寒發熱是表已解也關上脉細數胃不和
也細者胃氣虛數者胃氣熱證脉不和詢其
故知以醫吐之過也一二日病在太陽正氣
未衰吐之者傷胃未深故腹中知饑口不能
食也三四日病在陽明胃中已熱吐之者復
傷津液故不喜糜粥欲食冷食也五六日病
將轉入陰經正氣已衰吐之者胃中虛冷故
朝食暮吐也此皆醫之誤吐所致尚在可治
故曰此為小逆也

程知曰本太陽病醫吐之則表邪乘虛傳入陽明傷動胃氣而關脉細數也

程應旄曰陽明之氣下行為順上行為逆以醫吐之所致則非脾胃本來之病此為小逆更勿誤治使小逆變成大逆也

尤在涇曰病在表而醫吐之邪氣雖去胃氣則傷故自汗出無寒熱而脉細數也一二日胃氣本和吐之則胃空思食故腹中飢而胃氣因吐而上逆則又口不能食也三四日胃氣生熱吐之其（則）熱上動故不喜糜粥欲食冷食而胃氣自虛不能消穀則又朝食而暮吐

也此非病邪應爾以醫吐之所致曰小逆者謂邪已去而胃未和但和其胃則病必自愈

柯琴曰言太陽病頭項强痛可知今自汗出而不惡寒發熱疑非桂枝證以證辨之關上者陽明脉位也細數而不洪大雖自汗而不惡熱則不是與陽明併病不但乾煩滿而自汗出是不與少陰兩感原其故乃庸醫妄吐之所致也吐後惡寒發熱之表雖除而頭項強痛仍在則自汗為表虛脉細數為裡熱也此其人胃氣未傷猶未至不能食尚為小逆其誤吐而傷及胃氣者更當計日以辨之若

一二日間熱正在表當汗解而反吐之寒邪乘虛入胃故飢不能食三四日間熱發于裡當清解而反吐之胃陽已亡故不喜穀食而反喜瓜果是除中也邪熱不化物故朝食暮吐生意盡矣此為大逆

又曰按三陽皆受氣於胸中在陽明以胸為表吐之陽氣得宣故吐中便寓發散之意太陽以胸為裡故有乾嘔嘔逆之證而不可吐吐之則傷胃而為逆少陽得胸中之表故亦有喜嘔證吐之則悸而驚矣

方有執曰此原病變由於悞治因復推其未

爲太過亦嚴戒警之意關上脾胃之部位也細則為虛數則為熱所以知其悞於吐也一二日言病之初猶在太陽也腹中飢陽能化穀而吐後胃虛也口不能食胃受傷也三四日病在陽明也欲食冷食陽明惡熱也朝自寅至辰少陽之王時少陽未病故飲食如常也暮自申至戌陽明之王時陽明胃傷故當其時則吐也小逆言證未甚變邪未亂傳但以吐傷其胃氣致使止妨於飲食所以猶得為小逆也

張璐曰關上脉細數者明係吐傷陽氣所致

七十一

嘗見外感之脉人迎細弱而氣口連寸反滑數大於人迎者以其曾經涌吐傷胃胃氣上乘於肺故也

此條傷寒論輯義第一百二十八條

太陽病吐之但太陽病當惡寒今反不惡寒不欲近衣此為吐之內煩也

金鑑曰太陽病吐之表解者當不惡寒裡解者亦不惡熱今反不惡寒不欲近衣者是惡熱也此由吐之後表解裡不解內生煩熱也蓋無汗煩熱在表大青龍證也有汗煩熱在裡白虎湯證也吐下後心中懊憹無汗煩熱

大便雖鞕熱猶在內梔子豉湯證也有汗煩熱大便已鞕熱悉入府調胃承氣湯證也今因吐後內生煩熱是為氣液已傷之虛煩非未經汗下之實煩也已上之法皆不可施惟宜竹葉石羔湯於益氣生津中清熱寧煩可也

張璐曰此以吐而傷胃中之陰故內煩不欲近衣雖顯虛煩之證較關上脉細數而成虛熱朝食暮吐脾胃兩傷者稍輕雖不致逆亦誤吐之過也

章楠曰此更申上條未盡之義也不欲近衣

首因吐後胃陽升逆故内煩不欲近衣其太陽證未罷仍當解表可知矣

柯琴曰上條因吐而亡胃脘之陽此因吐而傷膻中之陰前條見其人之胃虛此條見其人之陽盛前條寒入太陰而傷脾精此條熱入陽明而成胃實皆太陽妄吐之變證是瓜蒂散所禁不特亡血虛家也

尤在涇曰病在表而吐之邪氣雖去胃氣生熱則為内煩内煩者熱從内動而生煩也

程應旄曰不惡寒反惡熱以其熱入裏故於青龍白虎外專主調胃承氣然入裏之熱又

有中上焦之分不可不辨如太陽病吐之以當惡寒之太陽而不惡寒或曰表已解也何至煩而不欲近衣是其人反惡熱矣不惡寒反惡熱與胃實證頗相似然而彼得之汗後中焦之津液亡熱在胃府也此則得之吐後上焦之津液傷煩在膈內也煩在膈內白虎庶幾近之然而猶須相及津液調之復之調胃承氣益非所宜而大青龍益非所宜矣

此條傷寒論輯義第一百二十九條

、不解肌反誤下邪不服者宜桂枝湯一法

、太陽病下之其氣上衝者可與桂枝湯方用前

法若不上衝者不可與之

金鑑曰太陽病表未解而下之裡實者邪陷則為結胸大陷胸湯證也裡虛者邪陷則為下利桂枝人參湯證也胸實者邪陷則為胸中痞鞕氣上衝咽喉不得息瓜蒂散證也今胸虛邪陷於胸故但為氣上衝是表尚未罷然無壅滿不得息痞鞕之證故不可吐下仍當解表可與桂枝湯如法汗之使陷胸之邪不受外來胸中之氣得以四達自不致內壅而上衝矣若不上衝者不可與也

方有執曰氣上衝者陽主氣而上升風屬陽

邪下後入裡乘虛而上衝也若不上衝者則非陽邪可知故不可與

柯琴曰氣上衝者陽氣有餘也故外雖不解亦不內陷仍與桂枝湯汗之上衝者因而外解矣用前法是啜稀熱粥法與後文依前法如前法同若謂湯中加下藥大謬

徐大椿曰此誤下之症誤下而仍上衝則邪氣猶在陽分故仍用桂枝發表若不上衝則其邪已下陷變病不一當隨宜施治論中誤治諸法詳觀自明

尤在涇曰病在太陽而反下之正氣遂虛邪

氣則陷乃其氣反上冲者陽邪被抑而復揚仍欲出而之表也故可與桂枝湯從陽引而去之因其輕而揚之之意也用前法者即啜熱稀粥以助藥力之法蓋欲以救被傷之氣而引欲出之邪耳若不上冲者邪已内陷不復外攻當隨脉證而調其内不可更以桂枝攻其表也

此條傷寒論輯義第十六條

、不解肌成誤下宜辨陽實陽虛加減桂枝湯

一法

七十三、太陽病下之後脉促胸滿者桂枝去芍藥湯主

之若微惡寒者去芍藥方中加附子湯主之

金鑑曰若微惡寒者當是汗出微惡寒方合若無汗出二字乃表未解無取乎加附子也又曰太陽病表未解而下之胸實邪陷則為胸滿氣上衝咽喉不得息瓜蒂散證也胸虛邪陷則為氣上衝桂枝湯證也今下之後邪陷胸中胸滿脉促似乎胸實而無衝喉不得息之證似乎胸虛又見胸滿之證故不用瓜蒂散以治實亦不用桂枝湯以治虛惟用桂枝之甘辛以和太陽之表去芍藥之酸收以避胸中之滿若汗出微惡寒去芍藥方中加

附子主之者以防亡陽之變也

又曰上條脉促喘而汗出不悪寒下利不止葛根黄芩黄連湯主之屬實熱此條脉促胸滿汗出微悪寒不喘不下利反屬虚寒者何也上條是裡熱蒸越之汗故汗出不悪寒陽實也喘而下利皆為熱也此條乃表陽不固之汗故汗出微悪寒陽虚也即不喘利亦為寒也要知仲景立法每在極微處設辨恐人微處易忽也今以微悪寒發其義却不在汗出上辨寒熱而在汗出悪寒不悪寒上辨寒熱不在脉促上辨寒熱而在脉促之有力無

力辨寒熱於此又可知不惟在胸滿上辨虛實而當在胸滿之時滿時不滿常常滿而不減上辨虛實矣

喻昌曰此條之微惡寒合上條觀之則脉促胸滿喘而汗出之内原伏有虛陽欲脱之機故仲景於此條特以微惡寒三字發其義可見陽虛則惡寒矣又可見汗不出之惡寒即非陽虛矣

程應旄曰有陽盛而見促脉者當辨於有力無力仍須辨之於外證也

沈明宗曰誤下擾亂陰陽之氣則脉促邪入

胸膈幾成結胸但結滿而未痛耳故以桂枝湯單提胸膈之邪使從表解去芍藥者惡其酸收引邪內入故也若脉促胸滿而微惡寒乃虛而跼蹐陽氣欲脫又非陽實之比所以加附子固護真陽也然傷風下後之惡寒與未下之惡寒迴然有別而汗後之惡寒與未汗之惡寒亦殊

尤在涇曰陽邪被抑不復浮盛于表亦結聚於裏故其胸滿其脉促促者數而時一止也夫促為陽脉胸中為陽之府脉促胸滿則雖誤下而邪氣仍在陽分故以桂甘姜棗甘辛

温藥從陽引而去之去芍藥者恐酸寒氣味足以留胸中之邪且奪桂枝之性也若微惡寒者其人陽不足必加附子以助陽氣而逐陽邪設徒與前法則藥不及病雖病不增劇亦必無濟矣

舒詔曰此為下傷胸中之陽不能宣布于上陰氣乃得協飲上干而壅塞胸鬲法宜茯朮附桂夏蔻姜砂芍藥固不可用桂枝亦不可用也定知叔和有錯

柯琴曰促為陽脉胸滿為陽症然陽盛則促陽虛亦促陽盛則胸滿陽虛亦胸滿此下後

脉促而不汗出胸滿而不喘非陽盛也是寒邪內結將作結胸之脉桂枝湯陽中有陰去芍藥之酸寒則陰氣流行而邪自不結即扶陽之劑矣若微惡寒則陰氣凝聚恐姜桂之力不能散必加附子之辛熱仲景於桂枝湯一加一減遂成三法

周揚俊曰脉促數而止也胸有所停陽邪傳於陽位遂令微滿設仍用芍藥幾何不領陽邪下入胸滿肯變為腹滿乎故去之而使桂枝生姜之屬速盡其長立行表散以去其微結耳惡寒陽虛也下多亡陰與陽虛何涉而

便加附子可見仲景治病本不泥著見誤用
大黄寒下或傷脾家之陽令人氣不外充陽
必内弱一遇惡寒遂加附子乃芍藥為陰仍
宜急去乃知汗下所誤雖異而畏寒則同芍
藥去法即同而意則異前恐引邪下陷此以
寒藥非宜迺明乎此可以進退諸味耳
徐大椿曰此中虛而表邪仍在迺太陽之邪
未盡故用桂枝下後傷陰不宜更用涼藥故
去芍藥若微惡寒則陽亦虛矣故加附子
張璐曰誤下脉促胸滿無下利不止汗出等
證但滿而不痛未成結胸故仍用桂枝散邪

去芍藥者恐其復領陽邪下入腹中也脈促雖表邪未盡然胸但滿而不結則以誤下而損其胸中之陽也加以微惡寒則并腎中之真陽亦損而濁陰用事矣故去芍藥之陰加附子以回陽也設微見汗出惡寒則陽虛已著非陽邪上盛之比是雖不言汗出然由微惡寒諳伏亡陽之機故於去芍藥方中加附子庶免陽脫之變可見陽虛則惡寒矣又可見汗不出之惡寒即非陽虛矣至若桂枝證誤下遂利不止喘而汗出不惡寒者則又邪併陽明之府矣

此條傷寒論輯義分為二條第廿三四條

桂枝去芍藥湯方

桂枝三兩　甘艸二兩炙　生姜三兩切

大棗十二枚擘

右四味以水七升煮取三升去滓溫服一升

本云桂枝湯今去芍藥將息如前法

王晉三曰芍藥專益陰氣桂枝湯去芍藥者誤下陽虛濁陰必僭於中焦故去芍藥之酸寒存一片陽和甘緩之性得以載還中焦陽氣成清化之功

章楠曰既去芍藥之陰柔而生姜亦減一兩

者恐其辛散太過以傷陰也迴顧周至矣

桂枝去芍藥加附子湯方

桂枝三兩　甘艸二兩炙　生薑三兩切

大棗十二枚擘　附子一枚去皮破八片

右五味以水七升煮取三升去滓溫服一升

本云桂枝湯今去芍藥加附子將息如前法

按陽亡於外宜引其陽以內入芍藥在所必用陽衰於內宜振其陽以自立芍藥則大非所宜也

章楠曰此方既以附子之純陽易芍藥而反不減生薑以其惡寒不特因誤治亡陽而表

七十四

邪猶未去也

、不解肌反誤下陽邪作喘主桂枝加行氣藥

一法

太陽病下之微喘者表未解故也桂枝加厚朴杏仁湯主之○喘家作桂枝湯加厚朴杏仁佳

、金鑑曰太陽病當汗而反下之下利脉促喘而汗出不惡寒者乃邪陷於裡熱在陽明葛根黄芩黄連湯證也今太陽病當汗而反下之不下利而微喘是邪陷於胸未入於胃表仍未解也故仍用桂枝湯以解肌表加厚朴杏仁以降逆定喘也喘家謂素有喘病之人

遇中風而喘者桂枝湯皆宜用之加厚朴杏
仁為佳也
方有執曰喘者氣奪於下而上行不利故呼
吸不順而聲息不續也蓋表既未罷下則裡
虛表邪入裡而上衝裡氣適虛而下奪上争
下奪所以喘也微者聲息緩不似大喘之氣
急也以表尚在不解其表則邪轉內攻而喘
不可定故用桂枝解表加厚朴利氣杏仁下
氣所以為定喘之要藥
喻昌曰此風邪誤下作喘治法之大要其寒
邪誤下作喘當用麻黃杏仁石羔甘草即此

可推又曰微喘表未解則是表邪因誤下上逆與虛證不同

魏荔彤曰凡病人素有喘證每感外邪勢必作喘故謂之喘家

舒詔曰喘非表證何得云喘者表未解也況喘亦各有所因有因氣虛而喘者法宜補氣有因痰壅而喘者法宜開痰有因陽明胃實濁氣上升而喘者法宜攻下有因腎氣發動而喘者法宜收固腎氣凡此皆非厚朴杏仁之所能何為佳耶叔和無理之至

柯琴曰喘為麻黃症治喘者功在杏仁此妄

下後表雖不解腠理已疎故不宜麻黃而宜桂枝桂枝湯中有芍藥若但加杏仁喘雖微恐不勝任復加厚朴以佐之喘隨汗解矣

徐大椿曰喘家乃本然之喘此乃誤下之喘因殊而法一

尤在涇曰太陽誤下無結胸下利諸變而但微喘知其裡未受病而其表猶未解胸中之氣為之不利也故與桂枝湯解表散邪加厚朴杏仁下氣定喘然喘之為病所關非細而誤下之後其變實多仲景此條可以互證而難以獨孔亦如太陽病脉浮者可發汗宜麻

黄湯之文也學者辨諸
沉金鰲曰喘本為麻黄症桂枝加朴杏為治
皆不用麻黄何也因妄下後表雖不解腠理
已疎故不用麻黄而用桂枝湯加厚朴杏仁
斯喘隨汗而解也杏仁治喘勝品
王肯堂曰下後大喘則為裡氣太虚邪氣傳
裡正氣將脱也下後微喘則為裡氣上逆邪
不能傳裡猶在表也與桂枝湯以解外加朴
杏以下逆氣
張璐曰若下利不止而加上氣喘急者乃是
上争下奪傾危之象非桂枝所宜也

此條傷寒論輯義第四十六條

桂枝加厚朴杏子湯方

桂枝三兩 甘艸炙二兩 生姜切三兩

芍藥三兩 大棗擘十二枚 厚朴去皮二兩炙

杏仁五十枚去皮尖

右七味以水七升微火煮取三升去滓溫服一升覆取微似汗

傷寒類方曰別錄厚朴主消痰下氣本經杏仁主欬逆上氣

戴原禮曰太陽病有喘欬無汗喘者宜麻杏石甘湯有汗喘者宜桂枝加厚朴杏仁湯無

汗咳者宜小青龍湯少陽病無喘有咳咳者宜小柴胡湯加五味乾姜陽明病無咳有喘内實喘者宜大承氣湯下利者宜葛根黄芩黄連湯三陰惟少陰有喘咳喘者宜四逆湯加五味乾姜咳者陰邪下利宜真武湯加五味乾姜陽邪下利宜猪苓湯然喘皆危候也

周揚俊曰厚朴杏仁為下氣散結之聖藥始误投大黄引邪入裡因致喘逆奈何更用下氣之藥乎蓋误下則引熱入内既入不復外出利其下行散其熱結邪去而喘自止矣加入桂枝湯者以表證未除也

章楠曰凡表邪未解而誤下邪陷者或成結胸痞症此因邪入裡與內氣格拒而喘其邪仍閉榮衛而未深陷故主以桂枝湯解肌調榮衛加厚朴杏仁利肺胃之氣使邪開達外解也又曰喘家作桂枝湯加厚朴杏仁謂其由榮衛邪閉而喘雖非汗下後亦所常有也周氏云即非誤下而喘亦用此湯無疑恐人疑未經下而不敢用耳

呂震名曰喘之一證有表有裡不可不辨下後汗出而喘者其喘必盛是裡熱壅遏火炎故也下後微喘者其汗必大出是表邪閉遏

氣逆故也表未解仍宜從表治主桂枝解表

加朴杏以下逆氣

此方傷寒論輯義在四十六條

、不解肌反誤下有凴脉定變一法

太陽病下之其脉促不結胸者此為欲解也脉浮者必結胸也脉緊者必咽痛脉弦者必兩脇拘急脉細數者頭痛未止脉沉緊者必欲吐脉沉滑者協熱利脉浮滑者必下血

金鑑曰脉促當是脉浮始與不結胸為欲解之文義相屬脉浮當是脉促始與論中結胸胸滿同義脉緊當是脉細數脉細數當是脉

緊始合論中二經本脉脉浮滑當是脉数滑浮滑是論中白虎湯證脉数滑是論中下膿血之脉細玩諸篇自知

金鑑又曰病在太陽誤下為變不同者皆因人之藏氣不一各從所入而化故不同也误下邪陷當作結胸反不結胸其脉浮此裡和而不受邪邪仍在表為欲解也若脉促者為陽結實邪之脉故必結胸也脉細数少陰邪熱之脉咽痛少陰之證誤下邪陷少陰法當從少陰治也脉弦少陽之脉故兩脇拘急少陽之證誤下邪陷少陽法當從少陽治也脉

緊太陽脉頭痛太陽證誤下邪仍在表法當從太陽治也脉沉緊寒邪入裡之脉欲嘔胃陽格拒之證有表誤下邪陷在胃法當從陽明治也脉沉滑宿食脉有表誤下協熱入裡下利法當從協熱下利治也脉數滑積熱脉有表誤下邪陷入陰傷榮下血法當從下膿血治也

金鑑又曰脉促固陽脉也若促而有力為實則為結胸實邪之診若促而無力為虛則為胸滿虛邪之診故論中有脉促結胸頭汗小潮熱者用陷胸湯攻之脉促胸滿汗出微惡

寒者用桂枝去芍藥加附子溫之觀此促脈虛實治法則可以類推矣

金鑑又曰咽痛少陰寒熱俱有之證也咽乾腫痛者為熱不乾不腫而痛者為寒故少陰論中有甘桔湯通脉四逆湯二治法也

方有執曰凡在太陽皆表證也誤下則變證雜出而不可以一途拘之

程知曰不宜下而下之諸變不可勝數此之謂也今咽痛脇急欲嘔是寒邪入裡之變頭痛熱利下血是風邪入裡之變所以然者脉浮滑數為陽沉弦緊細為陰也

尤在涇曰此因結胸而并詳太陽誤下諸變謂脉促為陽盛而不結於胸則必無下利痞滿之變其邪將從外解若脉浮者下後邪已入裡而猶在陽分則必作結胸矣脉緊者太陽之邪傳入少陰之絡故必咽痛所為脉緊者屬少陰又邪客於足少陰之絡令人咽痛不可內食是也脉弦者太陽之邪傳入少陽之經故必兩脇拘急所為尺寸俱弦者少陽受病其脉循脇絡於耳故也脉細為氣少數為陽脉氣不足而陽有餘乃邪盛於上也故頭痛未止脉沉為在裡緊為寒脉邪入裡而

正不容則内為格拒故必欲嘔脉沉滑者熱勝而在下也故協熱利脉浮滑者陽勝而陰傷也故必下血經曰不宜下而更攻之諸变不可勝數此之谓也

周揚俊曰太陽下之誤下也誤下而其邪或入裡或上逆或下泄或傳半表半裡或犯胃而傷氣或入陰而傷血俱未可定總無欲解之理然不結胸而欲解者何也以其脉促也促脉而何以不成結胸則邪熱不至内結故即下而在外之邪不入則知所存者已可勃勃從表出矣故曰此為欲解也且曰欲解則

有俟輕表之意原在非竟解之謂
舒詒曰太陽病桂枝証醫反下之利遂不止脉促者表未解也此條何又云欲解且通篇單憑脉以決証尤為紕繆夫一脉主証多端安知其不見他証乎若舍望聞問三法以論病茫無確據矣先聖斷不為此
章楠曰如下各條所云者非陷胸湯證也
主日休曰太陽病下之以後八證其脉促不結胸者為欲解不必藥脉浮者必結胸桂枝去芍藥湯脉緊者必咽痛甘草湯脉弦者兩脇拘急小柴胡加桂枝脉細數者頭痛未止

當歸四逆湯脉沉緊者必欲嘔甘草乾姜湯加黄連脉沉滑者協熱利白頭翁湯脉浮滑者必下血芍藥甘草湯加秦皮常氏云可與類要檗皮湯

汪琥曰愚以臨證用藥亦當活變古方不宜執也

東洋櫟窓多紀先生案金鑑所改未知舊文果如是否然此條以脉斷證文勢略與辨平二脉相似疑非仲景原文柯氏删之可謂有所見矣

此條傷寒論輯義第一百四十八條

七十六

、中風病下之後復汗因虛致冒先汗解後議下一法

太陽病先下之而不愈因復發汗以此表裡俱虛其人因致冒冒家汗出自愈所以然者汗出表和故也得裡未和然後下之

金鑑曰太陽表病當汗不汗先下之而不愈因復發其汗以此表裡俱虛因虛其人致冒理必然也冒家者謂凡因病而昏冒者也然冒家或有汗出自愈其所以然者非表裡俱虛乃邪正皆衰表裡自和故也得汗出而自愈有和於裡也得裡未和然後下之宜調胃承

氣湯和之由此推之得表未和然後汗之當以桂枝湯和之自在言外矣

程知曰冒者神識不清如有物為之冒蒙也得汗出表和而邪解矣得表和而裡未和然後下之明不得以其冒而認為入裡之邪遂致妄下亦不得以其冒而認為表之未解復妄用汗也

汪琥曰得裡未和裡字諸註指二便言竊思經文中既云然後下之此專指大便而言若利小便則不言下矣其義可不辨而自明

張璐曰此條未嘗言用藥也得裡未和視其

二便和否再一分解其邪若論用藥表無過建中裡無過大柴胡五苓矣或云又手自冒心曰冒冒為發汗過多胃中清陽氣傷故又手自冒必補氣以助其作汗宜小建中加參芪若更加熟附子昏冒耳聾非大劑溫補不能取効也

尤在涇曰下之則傷其裡汗之則傷其表復汗表裡俱虛而邪仍不解其人則因為而冒冒昏冒也以邪氣蔽其外陽氣被鬱欲出不能則時自冒如有物蒙蔽之也若得汗出則邪散陽出而冒自愈金匱云冒家欲解必大

汗出也然亦正氣得復而後汗自出耳豈可以藥強發之哉若汗出胃解而裡未和者然後復下之以和其裡所謂裡病表和下之而愈是也

柯琴曰太陽病只得個表不和初無下症其裡不和多由汗下倒施而得也表裡俱虛指妄汗下亡津液言其陽邪仍實故表裡不解冒者如有物蒙蔽之狀是欲汗之兆也因妄下後陽氣怫鬱在表汗不得遽出耳待汗出冒自解然但得個表和其津液兩虛陽已實于裡故裡仍未和裡症既得然後下之此雖

十十七

復下治不為逆矣

此條傷寒論輯義第九十八條

、中風病表裡已虛餘邪未解辨脉用治迥異

初病一法

太陽病未解脉陰陽俱停必先振慄汗出而解但陽脉微者先汗出而解但陰脉微者下之而解若欲下之宜調胃承氣湯主之

金鑑曰太陽病未解當見未解之脉今不見未解之脉而陰陽脉俱停三部沉伏不見既三部沉伏不見則當見可死之證而又不見可死之證是欲作解之兆也作解之兆必先見

振慄汗出而始解者乃邪正交爭作汗故也但作解之脉不能久停脉之將出必有其先先者何先於三部上下陰陽沉伏不見處求之也若從寸脉陽部微微而見者則知病勢向外必先汗出而解若從尺脉陰部微微而見者則知病勢向內必自下利而解如不自下利若欲下之以和裡宜調胃承氣湯主之由此推之則可知如不自汗出若欲汗之以和表宜麻桂各半湯主之也觀若欲下之宜调胃承氣湯意甚輕活無取於大下俱在言外矣

方有執曰此概舉汗下之大旨以訣人用治之要法夫病而至於脉陰陽俱停則氣與血轉和無相勝負可診矣然猶必先振慄乃得汗出而始解者其人本虛可知也但陽脉微先汗出而解者難經曰陽虛陰盛汗出而愈是也但陰脉微下之而解者陽盛陰虛下之而愈是也滑氏曰受病為虛不受病為盛唯其虛也是以邪湊之唯其盛也是以邪不入即外臺所謂表病裡和裡病表和之謂學者玩味而有得焉則於治也思過半矣

章楠曰此條當分三節讀也標太陽病者統

風寒榮衛而言也脉陰陽俱停昔浮沉尺寸按之俱無也所以不言無者謂由風寒久持榮衛俱閉脉路不通停止不来並非脉絶故曰陰陽俱停也邪閉而至脉停其陰陽之氣欝極矣欝極將通必然之勢其欲通之際邪正相爭又必然之理故曰必先振慄汗出而解此第一節總明其脉證也下又分解陰陽二端以明其變蓋欝極將通必有先兆仍當驗之於脉邪閉則脉停邪動則脉現若但浮部陽分之脉微現者知其邪從表出必先汗出而解此不須用藥也若但沉部陰分之脉

微現者知其邪從裡走邪走於裡其人振慄必不能從汗而解若不急急與之出路即有厥逆神昏之變危在頃刻矣故必下之從胃導邪而出然邪初入於裡未曾結實止可輕法微下故宜調胃承氣湯雖曰下之實為和之也倘重劑攻之則反傷而變他證矣

汪琥曰先汗出而解仲景無方千金云宜桂枝湯

徐大椿曰脉法無傳字疑似沉滞不起即下微字之義寸為陽尺為陰微字即上傳字之意與微弱不同微弱則不當復汗下也

張璐曰既云陰陽兩停則在先脉浮沉俱緊盛今則浮沉俱不緊盛也脉既陰陽兩停其傳表傳裡未可預定所以惟陽脉微者方是邪不能傳表當從汗之而解惟陰脉微者方是邪不能傳裡當從下之而解此其故甚可思也若非邪住不傳之候則陽脉微者當補其陽陰脉微者當補其陰矣豈有反汗之而傷其陽下之而傷其陰哉

舒詔曰太陽中篇云傷寒一日太陽受之脉若靜者為不傳也此云脉陰陽俱停兩無偏勝邪欲解可知也然必振慄而邪還于表汗

七十八

出而榮衛自和耳設見陽脉微者是表氣虛而邪不能傳表陰脉微者是裡氣虛而邪亦不能傳裡法當發表藥中兼以扶其本氣則俱得之矣此病在太陽不在陽明總不宜下其理甚明何得云陰脉微者下之而解大抵仲景之書軼于兵火後人不能得其真也

此條傷寒論辯義第九十九條

、中風病本瘦標熱誤下有結胸及協熱利之變一法

、太陽病二三日不能臥但欲起心下必結脉微弱者此本有寒分也反下之若利止必作結胸

也未止者四日復下之此作協熱利也

金鑑曰四日復下之之字當是利字上文利未止豈有復下之理乎細玩自知是必傳寫之誤

金鑑又曰太陽病謂頭項強痛而惡寒也二三日見不得臥但欲起之證謂已傳陽明也心下胃之分也必結謂胃分必有結也若脈實大乃胃分有熱而結則當下之今脈微弱是胃分有寒而結也法不當下不當下而下之謂之反下二三日正當解太陽陽明之表反下之表熱乘虛入裡必自利設利自止是

其人胃實而同燥化必作結胸实今利未止四日仍複下利是其人胃虛而同湿化故必作協熱利也

程知曰此表證誤下有結胸熱利之變不可不愼也脉旣微弱則是寒結心下法當溫散醫見心下結而下之使利是治之反也

汪琥曰太陽病二三日不卧欲起心下熱結似乎可下然脉微弱其人本有寒分豈可下乎

柯琴曰不得卧但欲起在二三日似乎與陽明併病必心下有結故作此狀然結而不硬

脉微弱而不浮大此其人素有久寒宿食挾飲結於心下非亡津液而胃家實也與小青龍以逐水氣而反下之表實裡虛當利不止若利自止者是太陽之熱入與心下之水氣交持不散必作結胸矣若利未止者裡既已虛表尚未解宜葛根湯五苓散輩醫以心下結為病不盡而復下之表熱裡寒不解此協熱利所由來也

尤在涇曰太陽病二三日為病未久也不能臥但欲起者心下結滿臥則氣愈壅而不安也脉微弱陽氣衰少也夫二三日為病未久

則寒未變熱而脉又微所知其結於心下者為寒分而非熱分矣寒分者病屬于寒故謂寒分也猶金匱所謂血分氣分水分也寒則不可下而醫反下之裡虛寒入必為下利不止若利止必作結胸者寒邪從陽之化而上結於陽位也若未止四日復下之者寒已變熱轉為協熱下利故須復下以盡其邪所謂在下者引而竭之也總之寒邪中人久必變熱而邪不上結勢必下注

張璐曰二三日不能臥但欲起陽邪熾盛逼處心胸擾乱不寧所以知其心下必結然但

顯欲結之象尚未至於結也若其人脉微弱者此平素有寒飲積於心膈之分適與外邪相合外邪方熾其不可不明矣反下之若利止則邪熱亦虛入膈必與寒痰上結若利未止因復下之使陽邪不復上結亦將差就錯因勢利導之法但邪熱從表解極易從裡解極難協熱下利熱不盡其利漫無止期亦危道也

舒詔曰言太陽病二三日有何關係即不言二三日亦未為不有不能卧但欲起何以知其心下必結且脉微弱者此本有寒分也喻

氏為之解曰本有寒飲積于心鬲之分雖解得好究竟叔和撰句不通然以寒飲而致不能臥乃支飲上撐法當溫中理脾散逆逐飲而反下之以奪其陽而傷其中則必痿墜氣脫而死矣苟一息尚存而利自止者其間又有辨焉蓋陽回利止則生陰盡利止則死也安得有所謂必作結胸者哉若利未止陰尚未盡陽尚可回何故復下之重奪其陽而傷其中未有不死者也而又曰此作協熱利協熱利者裡寒協表熱而利也條中裡寒蓋有之表熱未之見豈因四日復下之而表熱遏

空突出者乎藉令有之則當立法以温其裡而兼解其表于無憾矣

唐宗海曰解本有寒分為純寒解協熱利為寒变熱詞理牽強而於必作結胸之故更不明矣不知寒分之分作股分解謂不能卧但欲起心下結已具太陽之標熱有六七分矣熱則脉不當微弱今脉微弱者此是熱證中兼有太陽本寒二三分也兼有寒便不當下醫反下之若熱不下陷而利止寒反上凑而相結則為寒熱結胸若利未止又下之則寒水不上凑而標熱盡下陷是為協熱痢也寒

七十九

熱水火進退之情如此

此條傷寒論輯義第一百四十七條

、中風病汗吐下後小便不利宜俟津回自愈二法

大下之後復發汗小便不利者亡津液故也勿治之得小便必自愈此條金鑑列于陽明篇

金鑑曰大下之後復發其汗重亡津液小便當少以水液内竭故也勿治之言勿利其小便也須俟津液回而小便利必自愈矣

程知曰言下後復發汗有俟津液自回之法若強責其小便則膀胱之氣化不行有增鞕

滿喘脹明矣故宜以不治治之

張璐曰其人已亡津液復強責其小便究令膀胱之氣化不行轉加鞕滿脹喘者甚多故宜以不治治之俟其津液回小便利必自愈也於此見汗下恰當津液不傷為措於不傾藏於不竭之良圖矣

柯琴曰論中用五苓者以心下有水氣是逐水非利小便也若心下無水氣則發汗後津液已亡小便不利者亦將何所利乎勿治之是禁其勿得利小便非特其自愈之謂也然以亡津液之人勿生其津液焉得小便利欲

小便利治在益其津液也其人亡血亡津液陰陽安能自和欲其陰陽自和必先調其陰陽之所益血生津陰陽自和矣要知不益津液小便必不得利不益血生津陰陽必不自和凡看仲景書當于無方處索方不治處求治纔知仲景無死方仲景無死法

程應旄曰大下之後復發汗津液之存於膀胱者有幾此而小便不利非熱結膀胱者比以亡津液故也夫膀胱為津液之府府已告匱只宜添入豈容減出雖具五苓散證勿以五苓散治之唯充其津液得小便利而雜病

皆愈學者欲得利小便之所宜必明利小便之所禁而後勿誤於利小便也

方有執曰復之為言反也未汗而下謂之反下已下而汗謂之反汗既反下又反汗謂之重亡津液津液重亡則小便少應不利非病變也故曰勿治言若治之以利其小便則小便無可利者不惟無益而反害害則轉增變矣亦戒慎之意

尤在涇曰既下復汗重亡津液大邪雖解而小便不利是未可以藥利之俟津液漸回則小便自行而愈若強利之是重竭其陰也況

未必即利耶

陶華曰水飲停留皆以利小便為先惟汗後亡津液胃中乾與陽明汗多者則以利小便為戒設或小便不利而見頭汗出者乃為陽脫關格之疾矣

吳綬曰凡傷寒小便不利當分六經治之若陰虛火動小便赤澁不利者加知栢木通生地凡内熱盛大便不通小便赤澁不利者八正散治之凡不渴小便不利者熱在血分也宜知柏生地之類夫膀胱為津液之府氣化而能出也若汗多者津液外洩不可利之恐

重亡津液待汗止小便自行又小便自利亦不可妄利之恐引熱入膀胱則変畜血又為害也

巢氏病源曰傷寒發汗後而汗出不止津液少胃内極乾小腸有伏熱故小便不通

此條傷寒論輯義第七十九條

凡病若發汗若吐若下若亡血若亡津液陰陽自和者必自愈

金鑑曰凡病謂不論中風傷寒一切病也若發汗若吐若下若亡血若亡津液施治得宜自然愈矣即或治未得宜雖不見愈亦不至

變諸壞逆則其邪正皆衰可不必施治惟當靜以俟之診其陰陽自和必能自愈也

方有執曰陰陽以脉言而二便在其中兩者和則血氣無相勝負故可必自愈

程知曰脉以左右三部匀停為無病故汗吐下後陰陽和者必自愈不須過治也

章楠曰發汗吐下則必亡血亡津液其治不如法則正傷而餘邪留滯或偏於陽而為熱或偏於陰而為寒隨其寒熱而調治之若其陰陽之氣自和而無寒熱之邪留結者但靜養自愈不可亂治也

八十一

此條傷寒論輯義第六十一條

、服桂枝湯後不可誤用桂枝及飲水灌水過

多用麻杏甘石湯權变一法

發汗後不可更行桂枝湯汗出而喘無大熱者

可與麻杏石甘湯主之發汗後飲水多者必喘

以水灌之亦喘

金鑑曰太陽病下之後微喘者表未解也當

以桂枝加厚朴杏仁湯解太陽肌表而治其

喘也太陽病桂枝證醫反下之下利脉促汗

出而喘表未解者當以葛根黄連黄芩湯解

陽明之肌熱而治其喘也今太陽病發汗後

汗出而喘身無大熱而不惡寒者知邪已不在太陽之表且汗出而不惡熱知邪不在陽明之裡其所以汗出而喘旣無大熱又不惡寒是邪獨在太陰肺經故不可更行桂枝湯可與麻黄杏仁甘草石羔湯發散肺邪而汗出自止矣

金鑑又曰仲景云太陽病小便利者以飲水多必心下悸小便少者必苦裡急也是未發汗飲水多胃熱津少也此條發汗後飲水多津亡胃乾也而不病心下悸若裡急者蓋以水不停於中焦下焦而停於上焦所以攻肺

必作喘也水灌者以水澆洗也飲水多者必喘是飲冷冷傷於内也以水灌之亦喘者是形寒寒傷於外也均傷肺故俱喘

魏荔彤曰此申明本條喘急一證有因水而成者蓋渴而飲水多之喘與不渴而灌之亦喘其由雖不同而致病則一也

喻昌曰誤用桂枝固衛寒不得泄氣逆變喘本當用大青龍湯必於湯中除去桂枝姜棗者以已經一誤不可再誤馭藥之嚴也然有大熱者恐兼裡證若無大熱其為表邪實盛可知故變青龍之制為麻杏甘石乃為的對

也飲水多音內有大熱則能消之汗後裡證未具內無大熱故飲水多者水氣上逆必為喘也以水灌其外冷氣侵膚與內邪相搏亦主喘也即形寒飲冷傷肺之意但傷肺乃積漸所致此不過偶傷耳治法要不出麻杏甘石之外見內飲水多外行水灌皆足以斂邪閉汗不獨誤行桂枝湯為然矣

張璐曰本寒傷榮麻黃湯證乃誤用桂枝湯也至榮中寒邪不外達可知乃與麻黃湯除去桂枝而加石膏去桂枝者恐復助榮熱已誤不可再誤也加石羔者用以泄榮中之熱

也即以救桂枝之誤仲景云桂枝下咽陽盛則斃此之謂也

尤在涇曰發汗後汗出而喘無大熱者其邪不在肌腠而入肺中緣邪氣外閉之時肺中已自蘊熱發汗之後其邪不從汗而出之表者必從內而併於肺耳故以麻黃杏仁之辛而入肺者利肺氣散邪氣甘草之甘平石羔之甘辛而寒者益肺氣除熱氣而桂枝不可更行矣蓋肺中之邪非麻黃杏仁不能發而寒鬱之熱非石羔不能除甘草不特救肺氣之困抑以緩石羔之悍也

方有執曰更行猶言再用不可再用桂枝湯則是已經用過所以禁止也蓋傷寒當發汗不當用桂枝也無大熱者鬱伏而不顯見也以傷寒之表猶在故用麻黄以發之杏仁下氣定喘甘草退熱和中本麻黄正治之佐使也石羔有徹熱之功尤能助下喘之用故易桂枝以石羔為麻黄湯之变制而太陽傷寒悞汗轉喘之主治所以必以四物者而後可行也

程應旄曰發汗後不可更行桂枝湯及下後不可更行桂枝湯可例見之以其人原見寒

喘之證用桂枝湯發汗汗雖出而喘仍不除其汗出而喘也雖無大熱之在表亦無大熱之在裡則知喘屬麻黄湯之本證而汗乃肺金為辛熱所傷逼蒸成汗非風傷衛之自汗也其脉必浮數可知不可更行桂枝湯仍可與麻黄湯以解表去桂枝之熱而加石羔之涼此亦脉浮數者可發汗之一徵也　又曰服桂枝後而汗出究竟汗未嘗出也故用石羔止桂枝之汗用麻黄湯出未出之汗去其桂枝而辛涼之功兩勝肅清在肺矣

舒詔曰此條非仲景之法也論中云傷寒發

汗解半日許復煩脉浮數者可更發汗宜桂枝湯是發汗後桂枝湯未嘗不可行也後賢强作解曰若用桂枝固衞寒不得泄氣逆變喘其說謬甚此非無汗之喘也況乎桂枝專發衞分之表何得謬指桂枝固衞耶且汗出衞氣疎泄矣而未嘗固也則既云汗出必可以不用麻黄若無大熱者並不宜于石羔此又顯理而易見者也又曰發汗後飲水多者必喘是必水邪射肺則麻黄石羔不可用也又曰以水灌之而亦喘此又為冷氣侵膚亦非石羔所宜通篇矛盾仲景有是法乎此必後

人之悞也

章楠曰論中云發汗後解半日許復煩脉浮數者餘邪多在表分故更用桂枝湯解表此言不可更行桂枝湯者以汗出而身無大熱其表已解餘邪入裡化熱壅閉肺氣而喘故用麻黄開肺竅杏仁利肺氣石羔清熱甘草和中載住石羔勿使重而下走以清上焦之熱此大青龍之变制也

成無已曰發汗後喘當作桂枝加厚朴杏仁湯汗出則喘愈今汗出而喘為邪氣壅甚不能發散故不可更行桂枝湯汗出而喘有大

熱者內熱氣甚也無大熱者表邪必甚也與
麻黃杏子甘草石羔湯以散其邪
徐大椿曰既汗不可再汗津液不得重傷也
汗出而喘尚有留邪在肺故汗出而喘無大
熱者邪已輕也汗出故用石羔喘故用麻杏
蓋喘未必皆由於水而飲水則無有不喘者
戒之
柯琴曰此條與下條無字舊本訛在大熱上
前輩因循不改隨文衍義為後學之迷途仲
景每于汗下後表不解者用桂枝更汗而不
用麻黃此則內外皆熱而不惡寒必其用麻

黄湯後寒解而熱反甚與發汗解半日許復煩下後而微喘者不同發汗而不得汗或下之而仍不汗喘不止其陽氣重也若與桂枝加厚朴杏仁湯下咽即斃矣故于麻黄湯去桂枝之辛熱加石羔之甘寒佐麻黄而發汗助杏仁以定喘一加一減溫解之方轉為凉散之劑矣未及論症便言不可更行桂枝湯見得汗後表未解者更行桂枝湯是治風寒之常法

又曰未發汗因風寒而喘者是麻黄症下後微喘者桂枝加朴杏症喘而汗出者葛根芩

連症此汗後津液不足飲水多而喘者五苓散症水灌亦喘者形寒飲凉皆能傷肺氣逆上行是以喘

沈金鰲曰喻註飲水過多水氣上溢其說甚是而以水灌為沃其皮膚則謬大抵漢時治病服藥而外有水治火治之法以水灌之料即水治但不知如何用法

此條傷寒論輯義分為二條第六十六又七十九條

麻黃杏仁甘草石羔湯方

麻黃 四兩去節　杏仁 五十箇去皮尖

甘草二兩炙　石膏半斤碎綿裹

右四味以水七升煮麻黃減二升去上沫內諸藥煮取二升去滓溫服一升本云黃耳柸

柯琴曰此溫病發汗逐邪之主劑也凡冬不藏精之人熱邪內伏於藏府至春風解凍伏邪自內而出法當乘其勢而汗之勢隨汗散矣然發汗之劑多用桂枝此雖頭項強痛反不惡寒而渴是有熱而無寒桂枝下咽陽盛則斃故於麻黃湯去桂枝之辛熱易石羔之甘寒以解表裡俱熱之症岐伯所云未滿三日可汗而已者此法是也此病得於寒時而

發於風令故又名風温其脉陰陽俱浮其症自汗身重盖陽浮則强於衛外而閉氣故身重當用麻黄開表以逐邪陰浮不能藏精而汗出當用石羔鎮陰而清火表裡俱熱則中氣不運升降不得自如故多眠息鼾語言难出當用杏仁甘草以调氣此方備升降轻重之性足以當之若攻下火熏等法此粗工促病之術也凡風寒在表頭痛發熱悪寒無汗者必用麻黄發汗汗後復煩更用桂枝發汗若温病發汗已而身灼熱是内熱猖獗雖汗出而喘不可更用桂枝湯盖温暑之邪當與

汗俱出而勿得止其汗即灼熱之大熱仍當用此方開表以清裡降火而平喘蓋治內蘊之火邪與外感之餘熱不同法也若被下而小便不利直視失溲者真陰虛極而不治若汗出而喘是熱勢仍從外越雖未下前之大熱因下而稍輕仍當涼散亦不得做風寒未解之例下後氣上沖者更行桂枝湯也是方也溫病初起可用以解表而清裡汗後可復用下後可復用與風寒不解而用桂枝湯同法仲景因治風寒汗下不解之症必須桂枝故特出此涼解之義以比類桂枝加厚朴杏

仁湯證正與風寒温病分涇渭處合觀温病
提綱而大旨顯然矣此大青龍之变局白虎
湯之先着也石羔為清火重剤青龍白虎皆
頼以建功然用之謹甚故青龍以悪寒脉緊
兼用姜桂以扶衛外之陽白虎以汗後煩渴
兼用參米以保胃脘之陽也此但熱無寒佐
姜桂則脉流薄疾斑黄狂乱作矣此但熱不
虛加參米則食入於陰氣長於陽詒語腹脹
矣凡外感之汗下後汗出而喘為實重在存
陰者不必慮其亡陽也然此為解表之剤若
無喘鼾語言難出等症則又白虎湯之證治

矣此方治温病表裡之實白虎加參米治温病表裡之虛相須相濟者也若葛根黄連黄苓湯則治利而不治喘要知温病下後無利不止證葛根黄連之燥非治温藥且麻黄專於外達與葛根之和中發表不同石羔甘潤與黄連之苦燥懸殊同是凉解表裡同是汗出而喘而用藥有毫厘千里之辨矣

傷寒論淺註曰此一節言發汗不解邪乘於肺而為肺熱證也柯氏云温病風温仲景無方疑即此方也按柯氏此說雖非正解亦姑存之以備叅考

王晋三曰喘家作桂枝湯加厚朴杏仁治寒喘也今以麻黄石羔加杏仁治熱喘也然此重在急清肺熱以存陰熱清喘定汗即不輟而陽亦不亡矣觀二喘一寒一熱治法仍有榮衛分途之義

章楠曰此方治汗出而喘無大熱者汗出則表氣已通熱去喘定而汗自止矣如小青龍湯證由内水外寒而喘雜證由胃虚而喘老年有痰火而喘更有多種不同不可誤用也

呂震名曰此即麻黄湯去桂枝而加石羔也即用以治發汗及下後汗出而喘之症然必

審無大熱方可用之有大熱者恐兼裡證無大熱者明是表邪未徹畱戀在肺肺主衛故仍宜麻杏直泄肺邪去桂枝者辛熱之性不宜再擾動榮血也加石羔者降肺金清肅之氣用以生津而保液也

周揚俊曰麻黃湯本有桂枝以監之若更行桂枝湯因而汗喘者明明誤在桂枝矣安得復用之也至於杏仁喘必所用何為校本湯反減二十仲景意中不獨桂枝誤而芍藥更差何者芍藥性酸收陽邪引入胸中因而作喘故身無大熱者熱在内也杏仁雖足泄熱

止喘非用辛涼升散者不足以散內鬱之邪
發胃家之熱也然則石羔固本湯之君也邪
既內鬱則在表之邪亦不易徹故更加麻黃
一兩外散內涼合為經榮復加甘草一兩者
又恐石羔太涼有傷胃氣也
、汪琥曰黃耳柸千金翼柸作杯想係置水器
也
此方辭義在第六十六條
、本麻黃湯證誤下表邪未盡氣逆変喘一法
下後不可更行桂枝湯若汗出而喘無大熱者
可與麻黃杏仁甘草石羔湯

金鑑曰此詳上條受病兩途同乎一治之法也又有下後身無大熱汗出而喘者知邪亦不在表而在肺故亦不可更行桂枝湯可與麻黃杏仁甘草石羔湯以治肺也彼之汗後喘此之下後喘雖其致病之因不同而其所見之證不異所以從其證不從其因均用此湯亦喘家急則治其標之法也

方有執曰汗與下雖殊其為反誤致變之喘則一惟其喘一故同歸一治也

張璐曰易桂枝以石羔少變麻黃之法以治誤汗而喘當矣誤下而喘亦以桂枝為戒而

不越此方者何也蓋中風傷寒一從桂枝一從麻黄分途異治由中風之誤下而喘者用厚朴杏仁加入桂枝湯中則傷寒之誤下而喘者用石羔加入麻黄湯中兩不移易之定法也

程應旄曰證既同前治亦同前此又脉浮數者可發汗之一徵也就脉浮數者之發汗例觀之則病在表而脉浮改用小青龍及各半湯以發之又可類推矣再按此二條以喘字為主者喘雖寒傷榮之本病然亦有衛分之喘有陽明之喘故有桂枝發汗及下之之誤

汗下復汗出則併失去寒傷榮之面目矣惑人處在此仲景正於發汗後及下後處訂其訛可見治病不必手快只要眼明

徐大椿曰既下不可發汗津液不得兩傷

尤在涇曰此與上條大同雖汗下不同其為邪入肺中則一其治亦同

陶華曰其由水氣者心下怔忡小青龍去麻黄加杏仁湯經云喘而汗出宜利之汗不出而喘宜發汗也其或直視譫語汗出如油喘而不休死症也水氣喘欬乃太陽汗後飲水多而水停心下也既用小青龍加杏仁去麻

黄矣其或兼小腹痛者則小青龍去麻黄加
茯苓陰病喘促返陰丹
此條傷寒論轉義第一百七十一條
、辨悞下引邪内入煩滿不安用梔子厚朴湯
一法
傷寒下後心煩腹滿臥起不安者梔子厚朴湯
主之
、金鑑曰論中下後滿而不煩者有二一熱氣
入胃之實滿以承氣湯下之一寒氣上逆之
虛滿以厚朴生姜甘草半夏人參湯溫之其
煩而不滿者亦有二一熱邪入胸之虛煩以

竹葉石羔湯清之一懊憹欲吐之心煩以梔子豉湯吐之今既煩且滿滿甚則不能坐煩甚則不能臥故臥起不安也然既無三陽之實證又非三陰之虛證惟熱與氣結壅於胸腹之間故宜梔子枳朴涌其熱氣則胸腹和而煩自去滿自消矣此亦吐中寓和之意也

程應旄曰凡邪客胸便上下不交此與結胸心下痞相等雖吐下和解各不同法其為交通陰陽則一也

沈明宗曰下後微邪內陷而無痰飲搏結故無結胸下利但邪陷胸鬲擾亂於上則心煩

邪入腹中在下則腹滿兩邪逼湊胸腹所以心煩腹滿用此一涌一瀉亦表裡兩解法也

喻昌曰滿而不煩即裡證已具之實滿煩而不滿即表證未罷之虛煩合而有之且臥起不安明是邪湊胸表腹裡之间無可奈何之象故取梔子以快涌其邪而合朴實以泄腹中之滿亦表裡兩解之法也

尤在涇曰下後心煩而加腹滿則邪入校深矣成氏所謂邪氣壅于心腹之间者是也故去香豉之升散而加枳朴之降泄若但滿而不煩則邪入更深又當去梔子之輕清而加

大黃之沉下矣此梔子厚朴湯所以重于梔豉而輕于承氣也

章楠曰心煩腹滿者脾胃不和邪熱壅阻故卧起不安以梔子清心枳朴消滿也

柯琴曰心煩則難卧腹滿則難起起卧不安是心移熱于胃與反覆顛倒之虛煩不同梔子以治煩枳朴以泄滿此兩解心腹之妙劑也熱已入胃則不當吐便未燥硬則不可下此為小承氣之先着

舒詔曰此因誤下損傷胸中脾中之陽不能宣布以致陰氣協飲擾亂心胸而生煩壅塞

腹中而為滿法宜茯朮大補中氣砂仁白蔻半夏乾姜宣暢胸鬲醒脾逐飲故紙肉桂固腎化氣而病自愈梔子厚朴不可用也

徐大椿曰煩而加之腹滿則卧起俱不寧矣厚朴枳實以治腹滿也

周揚俊曰心煩腹滿乃在下後明明引熱內入邪不得眠遂使卧起不安爾時正氣既虛邪勢方熾故上中二焦俱病也若治之而專使上越則中者不出槩使下行則上者不降聖人於是以梔子之苦寒者涌吐之務令在上者已不得留則煩可去復多用厚朴枳實

之苦下者以泄其滯則滿可消抑何神耶

此條輯義第八十四條

梔子厚朴湯方

梔子十四箇擘　厚朴四兩姜炙　枳實四枚炙黃

右三味以水三升煮取一升半去滓分二服溫進一服得吐者止後服

柯琴曰夫梔子之性能屈曲下行不是上湧之劑惟豉之腐氣上薰心肺能令人吐耳觀瓜蒂散必用豉汁和劑服是吐在豉而不在梔也梔子乾姜湯去豉用姜是取其橫散梔子厚朴湯以枳朴易豉是取其下洩皆不欲

上越之義舊本兩方後概云得吐止後服豈不謬哉觀梔子栢皮湯與茵蔯湯中俱有梔子俱不言吐又病人舊微溏者不可與則梔子之性自明

王晉三曰梔子厚朴湯下後遺熱心煩卧起不安腹滿是三焦病矣故以上涌下泄為治凡用梔子皆取其上涌客熱複以厚朴枳實者取其酸苦下泄陰滯不煩不滿而卧起亦安矣

章楠曰梔子苦降並不先煮非能上涌者也此方用梔子以清心降火非同梔子豉湯之

先煮梔子欲其隨越而升此不先煮正欲其隨朴枳而降也

呂震名曰此雖取吐而不專恃乎吐法也蓋表邪雖經誤下心煩則邪半踞於上腹滿則邪半陷於下故以梔子涌上邪而以枳朴通下氣亦上下兩解之法也

陳脩園曰傷寒下後多屬虛寒然亦有邪熱留於心腹胃而為實熱證者熱乘於心則心惡熱而煩熱陷於腹則腹不通而滿熱留於胃則胃不和而卧起不安者以梔子厚朴湯主之取枳實之平胃厚朴之運脾合梔子之

八十四

止煩以統治之也　此一節言梔子豉湯能清傷寒下後之餘熱也　按此證最多又當切記

此方傷寒論輯義在八十四條

、辨誤用丸藥大下身熱微煩用梔子乾姜湯一法

傷寒醫以丸藥大下之身熱不去微煩者梔子乾姜湯主之

金鑑曰按梔子乾姜湯當是梔子豉湯梔子豉湯當是梔子乾姜湯斷無煩熱用乾姜結痛用香豉之理　注曰傷寒表邪未解醫以

丸藥大下之不至結胸痞鞕猶未成逆也然身熱不去表仍未罷也微煩者熱陷於胸也表熱之在胸者既輕且微故不可下亦不可清惟宜梔子豉湯微涌其熱則微煩可除而吐中有發散之義身熱亦可解矣

汪琥曰丸藥悞下邪熱不除所以身熱不去邪氣乘虛客於胸中故令微煩也

尤在涇曰大下後身熱不去與前證同乃中無結痛而煩又微而不甚知正氣虛不能與邪爭雖爭而亦不能勝之也故以梔子徹胸中陷入之邪乾姜復下藥損傷之氣

方有執曰丸藥悮用不惟病变而且遺毒悮於大下不獨亾陰而陽亦損所以身熱不去而微煩也梔子酸苦湧內熱而除煩乾姜辛熱散遺毒而益氣吐能散滯辛能復陽此之謂也

周揚俊曰邪未入裡丸藥大下徒傷胃家之陰邪雖內陷矣今身熱不去猶未陷也然云微煩即所入無幾而但上干陽位故以梔子快吐其邪使之即散也至於亾陰何以而用乾姜正以熱未結胃忽然大下無故而以苦寒下之傷陽益甚用乾姜者熱足以佐梔子

之寒辛以散誤下之滯也

舒詔曰悞于大下裡陽虧損身熱不去微煩者乃微陽外薄虛陽欲亡法當温中回陽再一吐之則必陽從上脫而死矣仲景必無此法

柯琴曰攻裡不遠寒用丸藥大下之寒氣留中可知心微煩而不懊憹則非吐劑所宜也用梔子以解煩倍乾姜以逐內寒而散表熱寒因熱用熱因寒用二味成方而三法備矣

章楠曰身熱微煩氣逆不和梔子乾姜苦辛開泄寒熱並用調其陰陽也

徐大椿曰下未必悞以丸藥大下則誤矣身熱不去外有微邪也下後而煩即虛煩也故用乾姜

陳蔚曰梔子性寒乾姜性熱二者相反何以同用之而不知心病而煩非梔子不能清之脾病生寒非乾姜不能溫之有是病則用是藥有何不可且豆豉合梔子坎離交姤之義也乾姜合梔子火土相生之義也

唐宗海曰身熱不去是傷寒原有之證故但曰不去非因下後傷脾而身始熱也微煩亦非因下所致是因熱不去而煩也

王肯堂曰按丸藥所謂神丹甘遂也或作巴豆

此條傷寒論輯義第八十五條

梔子乾姜湯方

梔子十四個 乾姜一兩

右二味以水三升半煮取一升半去滓分二服溫進一服得吐止後服

成無已曰苦以湧之梔子之苦以吐煩辛以潤之乾姜之辛以益氣

張令韶曰梔子導陽下行乾姜溫中土上達上下交煩熱止矣

呂震名曰喻氏謂此方溫中散邪之法余謂不然溫中不宜用梔子且中已宜何堪再吐按誤下多陽邪內陷此則雖經誤下而身熱不去微煩則陽邪猶未入裡故可引之上越必以乾姜斷陽邪入裡之路而梔子乃得戴邪上出一寒一溫相反而實以相成也

王晉三曰煩皆由熱而寒證亦有煩但微耳干姜和太陰在裡之傷陽而表熱亦去梔子清心中微熱而新煩亦除立方之義陰藥存陰陽藥和陽是調剂陰陽非谓干姜以熱散寒也

八十五

此方傷寒論輯義在八十五條

、大下後身熱心中結痛用梔子豉湯一法

傷寒五六日。大下之後身熱不去。心中結痛者未欲解也梔子豉湯主之

、金鑑曰此方香豉當是乾姜餘義亦詳前經文下正誤文内　註曰傷寒五六日邪氣在裡之時也大下之後若身熱去心胸和是為欲解矣今身熱不去邪仍在表也心中結痛過下寒裡也故曰未欲解也但此表熱裡寒之證欲温其裡既礙表熱欲解其表又礙裡寒故惟以梔子之寒乾姜之熱並舉而涌之

則解表温裡兩得之矣豈尚有身熱結痛而不盡除者哉此仲景立兩難治法其妙如此餘可類推矣

主肯堂曰身熱不去四字宜玩結胸身不熱知熱不在表也今身熱不去惟宜越之而已

程應旄曰痛而云結殊類結胸但結胸身無大熱知熱已盡歸於裡為實邪此則身熱不去則所結者因下而結客邪仍在於表故云未欲解也

尤在涇曰心中結痛者邪結心间而為痛也然雖結痛而身熱不去則其邪亦未盡入與

結胸之心下痛而身熱者不同此梔子豉湯之散邪徹熱所以輕於小陷胸之蕩實除熱也

方有執曰此條結痛比上條微煩則較重一證而争差分也前以差輕故散之以乾姜此以差重故解之以香豉蓋香豉能解傷寒煩熱惡毒煩躁滿悶然則二條者大同小異之分也

周揚俊曰傷寒悞下則在表之邪乘虛內陷此結痛之所由來也今以梔子湯吐設無香豉佐之則雖吐而在表之熱不解故本草稱

其主頭痛煩悶温毒發斑得葱則汗入鹽則吐得酒則治風得薤則治利得蒜則止血生用發散炒用止汗為足太陽經表藥雖有散邪之力終為五穀之屬非若他藥專主散表毫無裨益者比故仲景以治悞下汗吐後表散其意良深也

舒詔曰梔子豉于大下之後及汗吐下後俱不可用若少氣者必不能送邪上湧吐之何益且必不可吐若既嘔又何取乎吐且既取其吐又何取姜以散其逆而安其嘔絣理之極非仲景之法也

柯琴曰病發于陽而反下之外熱未除心中結痛雖輕于結胸而甚于懊憹矣結胸是水結胸脇用陷胸湯水鬱則折之也此乃熱結心中用梔豉湯火鬱則發之也

傷寒淺註曰此一節言梔子豉湯不特升降上下而亦能和解表裡也

徐大椿曰外內之邪俱未解結痛更甚於窒矣按胸中窒結痛何以不用小陷胸蓋小陷胸症乃心下痛胸中在心之上故不得用陷胸何以不用瀉心諸法蓋瀉心症乃心下痞痞為無形痛為有象故不得用瀉心古人治

病非但內外不失厘毫即上下亦不踰分寸也

此條傷寒論輯義第八十三條

梔子豉湯方

梔子 十四箇擘　香豉 四合綿裹

右二味以水四升先煑梔子得二升半內豉煑取一升半去滓分為二服溫進一服得吐者止後服

柯琴曰此陽明半表半裡湧泄之劑也少陽之半表半寒半裡半熱而陽明之熱自內達外有熱無寒其外証身熱汗出不惡寒反惡

熱身重或目疼鼻乾不得卧其内症咽燥口苦舌胎煩躁渴欲飲水心中懊憹腹滿而喘此熱半在表半在裡也脉雖浮緊不得為太陽病非汗剂所宜又病在胸腹而未入胃府則不當下法當涌吐以發散其邪梔子苦能洩熱寒能勝熱其形象心又赤色通心故除心煩憒憒懊憹結痛等症豆形象腎製而為豉輕浮上行能使心腹之邪上出于口一吐而心腹得舒表裡之煩熱悉除矣所以然者二陽之病發心脾已上諸症是心脾熱而不是胃家熱即本論所云有熱屬藏者攻之不

令發汗之谓也若夫熱傷氣者少氣加甘草以益氣虛熱相搏者多嘔加生姜以散邪梔子豉湯以梔配豉瓜蒂散以赤豆配豉皆心腎交合之義

張錫駒曰梔子性寒導心中之煩熱以下行豆豉𪑛熟而輕浮引水液之上升也陰陽和而水火濟煩自解矣案梔子豉湯舊説指為吐藥即王好古之高明亦云本草不言梔子能吐奚仲景用為吐藥此皆不能思維經旨以訛傳訛者如瓜蒂散二條本經必曰吐之梔子豉湯六節並不言一吐字且吐下後虛

煩豈有復吐之理乎此因瓜蒂散內用香豉
二合而悞傳之也
陳元犀曰此湯舊本有得吐止後服等字故
相傳為湧吐之方高明如柯韻伯亦因其說
惟張隱菴張令韶辨其訛曰瓜蒂散二條本
經必曰吐之梔子豉湯六節並不言一吐字
此因瓜蒂散內用香豉二合而誤傳之也愚
每用此方服之不吐者多亦或有時而吐要
之吐與不吐皆藥力勝病之效也其不吐者
所過者化即雨露之用也一服即吐者戰則
必勝即雷霆之用也方非吐劑而病間有因

吐而愈者所以為方之神妙也原本列於太陽主解煩非吐劑而有時亦能涌吐也柯氏移入陽明只知為吐劑泄陽明之煩熱也

徐大椿曰此劑分兩最小凡治上焦之藥皆然

金鑑曰本草不言梔子為吐劑仲景用之以為吐者何也梔子本非吐藥以其味苦能吐故用之以涌其熱也又曰吐藥不止梔子也諸藥皆可為之惟要確審胸胃之邪是寒是熱是食是水是痰是氣因何阻滯使胸胃陽氣不伸遂以當用之藥而吐涌之自可愈也

如欲吐寒則以乾姜桂皮之類吐熱則以梔子苦茶之類吐食平胃食塩之類吐水五苓生姜之類吐痰稀涎橘皮之類吐氣流氣枳朴之類但形氣弱者藥宜少仍當佐以補中益氣等升藥為妥形氣壯者藥宜多更佐以瓜蒂藜蘆等猛藥更效凡煎吐藥湯及調散或用酸米湯或用白湯或用稀米粥須備十餘鍾令病者頓服一鍾即用指探吐藥出再服一鍾亦隨用指探吐藥出再服再吐以順溜快吐為度則頭額身上自有微汗所有病症輕減即為中病不必盡服餘藥若過吐之

即使病盡除恐損胸中陽氣也近世之醫以吐為古法不可用久矣皆因仲景之道不彰其法失傳無怪乎其不敢用也夫不知其妙而不敢用猶之可也若竟委之曰古法不可用則不可也蓋邪之在上者非吐不愈若如俗工所云使病者畏不敢服因循生变致輕者重重者死夫誰之咎與抑知汗吐下三法用之誠當其證無不立時取效後之業醫者又安可祇言汗下兩法而置吐法於不用致使古法淪亡也耶

附后方曰淡豆豉治傷寒主能發汗

東洋櫟窻多紀先生案本方成氏而降諸家率以為吐劑特志聰錫駒斷為非吐劑可謂卓見矣

濬案本方得吐者止後服吐字當是噦字亦未可知也巢氏病源云有物無聲謂之吐有聲無物謂之噦此方決非吐劑之主方耳若此方為吐劑又何立瓜蒂散乎陳脩園子元犀辨之甚切可玩也傷寒明條作得汗後止後服想必傳寫之誤且仲景云吐下後虛煩當用此方主之豈有復吐之理乎仲聖焉有自相矛盾也須知此湯宣

鬱為主，即徐之才十劑中之宣劑矣。蓋是症乃汗吐下後，大邪已解，祇遺心鬲之邪結不散，致以虛煩不眠，反覆顛倒，心中懊憹難名之狀。方用梔子苦能下泄，清在內之鬱熱；香豉甘生發散，啟陰液為微汗，散在外之身熱。俾陰陽和而水火濟，清者自升，濁者可降，則氣通津液乃行，諸症頓解，胸中窒塞自通矣。此梔子豉湯取其吐而不吐，為宣劑之義。服之或吐或不吐則可，強作吐劑則不可也。試觀胸痺之症，得噯聲則鬲中覺寬，觀此可以悟也。又曰此方

八十六

柯氏移入陽明篇中亦另有卓見何也大
邪解後乃太陽傳入陽明故也大江以南
濕熱之症最多陽明症亦甚真傷寒太陽
症鮮有也梔子豉湯解陽明濕熱之表症
最妥隨症加減用之可也
此方傷寒論輯義在八十一條
、汗下之後胸中窒塞者仍用梔子豉湯一法
發汗若下之而煩熱胸中窒者梔子豉湯主之
、金鑑曰發汗表未解若下之表邪入裡既不
從實化而為結胸氣衝亦不從虛化而為痞
轉下利但作煩熱胸中窒者以表邪輕所陷

者淺故祇為煩熱胸中不快也梔子苦能涌泄寒能勝熱豆豉輕腐上行佐梔子使邪熱上越於口庶一吐而胸中舒煩熱解矣

方有執曰窒者邪熱壅滯而窒塞未至於痛較痛為輕也

程知曰下之而陽邪內結則以陷胸攻之陰邪內結則以瀉心開之至虛熱上煩則以梔豉涌之未經下而胸中多痰則以瓜蒂吐之已經下而胸中虛煩則以梔豉吐之古人於虛實寒熱之法既明且備如此

林瀾曰陽受氣於胸中若汗若下使陽氣不

足邪熱客於胸中結而不散煩熱窒塞故宜
此湯吐胸中之邪
汪琥曰胸中窒塞者胸中有物也下之而不
出以其物在膈上故宜吐之
柯琴曰窒者痞塞之謂煩為虛煩則熱亦虛
熱窒亦虛窒矣此熱傷君主心氣不足而然
梔豉治之是益心之陽塞亦通行之謂歟誤
下後痞不在心下而在胸中故仍用梔豉與
太陽下後外不觧者仍用桂枝同法蓋病不
变則方不可易耳
徐大椿曰煩熱且窒較虛煩等象為稍實

陳脩園曰胸中為太陽之裡陽明之表其窒塞因煩熱所致必令煩熱止而窒塞自通矣此湯不特交通上下而且能調和中氣也按此證最多須當切記

唐宗海曰胸中是上焦心肺所司解胸中是調和中氣誤將上焦作中焦解豈不差耶不知胸前之大膈膜後連背脊前抵胸骨盡處其膈之內皮猶腔子上會於肺系下生包絡而通於心所謂胸中即指膈膜以上肺系以下而言乃肺與心包絡三者之部位也內經云肺為相傳之官主制節其心火不令太過

今因心火太過肺之清金不能制節之故致煩熱熱甚氣壅故胸中窒主用梔子者梔子花白子赤得金水之氣而歸於心有似肺金制節心火之象其實有膈膜之形故專主膈上包絡心間之治法也

章楠曰煩熱胸中窒者清濁混淆氣不得舒故亦主以梔子豉湯涌洩所謂輕可去實也

尤在涇曰煩熱者心煩而身熱也胸中窒者邪入胸間而氣窒不行也蓋亦汗下後正虛邪入而猶未集之證故亦宜梔子豉湯散邪徹熱為主也

八十七

此條傷寒論輯義第八十二條

、辨汗吐下後虛煩不眠心中懊憹用梔子豉湯少氣加甘草若嘔者加生姜一法

發汗吐下後虛煩不得眠若劇者必反覆顛倒心中懊憹梔子豉湯主之若少氣者梔子甘草豉湯主之若嘔者梔子生姜豉湯主之

金鑑曰未經汗吐下之煩多屬熱謂之熱煩已經汗吐下之煩多屬虛謂之虛煩不得眠者煩不能臥也若劇者校煩尤甚必反覆顛倒心中懊憹也煩心煩也躁身躁也身之反覆顛倒則謂之躁無寧時三陰死證也心之

反覆顛倒則謂之懊憹三陽熱證也懊憹者即心中欲吐不吐煩擾不寧之象也因汗吐下後邪熱乘虛客於胸中所致既無可汗之表又無可下之裡故用梔子豉湯順其勢以湧其熱自可愈也有前證若加少氣者是熱傷其氣也加甘草以扶之若嘔者是熱迫其飲也加生姜以散之

方有執曰虛煩不得眠者大邪乍退正氣暴虛餘熱悶亂胃中不和也劇極也反覆顛倒心中懊憹者胸膈壅滯不得舒快也所以用梔子豉湯高者因而越之之法也

程應旄曰發汗若吐若下或胸中窒或虛煩不得眠或反覆顛倒心中懊憹皆屬三法後遺熱壅遏在上客於心胸是以擾亂不甯也並非汗不出之煩躁大青龍無所用諸法亦無所用惟宜以梔子豉湯主之蓋梔子氣味輕越合以香豉能化濁為清但使涌去客邪則氣升液化而鬱悶得舒矣

汪琥曰虛煩證奚堪再吐不知虛者正氣之虛煩者邪氣之實邪熱鬱於胸中是為邪實吐證仍在理宜更用吐法所以虛煩二字不可作真虛看作汗吐下後暴虛看

柯琴曰虛煩是陽明之壞病便從梔子湯隨證治之猶太陽壞病多用桂枝湯加減用也以吐易温鍼以懊憹概憒憒怵惕可互文見意梔豉湯本為治煩躁設又可以治虛煩以此治陽明之虛與太陽之虛不同陽明之煩與太陽之煩有別矣首句雖兼汗吐下而大意單指下後言以陽明病多誤在早下故也反覆顛倒四字切肖不得眠之狀為虛煩二字傳神此火性搖動心無依著故也心居胃上即陽明之表凡心病皆陽明表邪故制梔豉湯因而越之蓋太陽之表當汗而不當吐

陽明之表當吐而不當汗太陽之裡當利小便而不當下陽明之裡當下而不當利小便今人但知汗為解表不知吐亦為解表故予仲景大法中但知汗下而遺其吐法耳若少氣若嘔又從虛煩中想出煩必傷氣加甘草以益氣虛熱相搏必欲嘔加生姜以散邪

張璐曰胸中窒塞窒比結痛則校輕也虛煩不得眠即卧起不安之互辭也反覆顛倒心中懊憹乃邪退正虛而餘邪阻滯不能傳散無可奈何之狀也此時將汗之乎下之乎和之乎溫之乎仲景巧用梔子豉湯涌載其餘

邪於上使一吐而盡傳無餘然惟無形之虛煩用此為宜若涌吐實煩仲景別有瓜蒂散則非梔子所能也乃因汗吐下後胸中陽氣不足最虛之處便是客邪之處若正氣暴虛餘邪不盡則仲景原有炙甘草一法寧敢妄涌以犯虛虛之戒

方有執曰少氣者氣傷也故加甘草以益之嘔者氣逆也故加生姜以散之

徐大椿曰發汗吐下後諸法俱用未必皆誤而正氣已傷矣虛為正氣虛煩為邪氣擾發汗吐下實邪雖去而其餘邪因正氣不充留

於上焦故陽氣擾動而不得眠也反覆顛倒身不得寧也心中懊憹心不得安也此非汗下之所能除者吐之而痰涎結氣無不出矣蓋吐下之後而邪未盡則不在經而在肺胃之間為有形之物故必吐而出之反覆顛倒心中懊憹摩寫病狀何等詳切凡醫者之於病人必事事體貼如若身之而後用藥無誤

章楠曰汗吐下後而無有形窒邪但氣火鬱逆虛煩懊憹故以梔豉輕揚清心火而涌散其邪若中虛少氣者加甘草益氣嘔者加生姜以散逆也

尤在涇曰發汗吐下後正氣既虛邪氣亦衰乃虛煩不得眠甚則反覆顛倒心中懊憹者未盡之邪方入裡而未集已虛之氣欲勝邪而不能則煩亂不寧甚則心中懊憹鬱悶而不能自已也梔子輕揚味苦微寒豉經蒸罯可升可降二味相合能徹散胸中邪氣為除煩止躁之良劑少氣者呼吸少氣不足以息也甘草之甘可以益氣嘔者氣逆而不降也生姜之辛可以散逆得吐則邪氣散而當愈不可更吐以傷其氣故止後服

周揚俊曰少氣加甘草以和中人皆知之然

既少氣謂是誤後中虛雖邪氣未退敢用梔豉以涌吐之乎乃知此證之少氣緣外邪內陷洵是熱傷元氣而不與但內弱者可同日而語此甘草所以不炙而用也或痰飲摶聚不能不嘔則涌吐正其所宜然不加生姜則挾邪之飲必不能出故生姜為去嘔之聖藥也且云姜通神明夫能通自無阻滯之患嘔何從生哉

、陳脩園曰少陰君火居上少陰腎水居下而中土為之交通發汗吐下後上中下三焦俱傷是以上焦之君火不能下交於腎下焦之

腎水不能上交於心火獨居上陽不遇陰故
心虛而煩胃絡不和故不得眠若劇者不得
眠之盛必反覆顛倒煩之極自見其心中不
爽快而懊憹以梔子入心而下交於腎豆豉
入腎而上交於心水火交而諸證自愈若少
氣者為中氣虛而不能交運於上下以梔子
甘草豉湯主之即內經所謂交陰陽者必和
其中也若嘔者為熱氣搏結不散而上逆以
梔子生姜豉湯主之取生姜之散以止嘔也
張令韶曰梔子豉湯之證有熱有寒有虛有
實之不同

八十八

此條傷寒論輯義第八十一條

、凡用梔子湯必先知其禁一法

凡用梔子湯病人舊微溏者不可與服之

金鑑曰若病人舊微溏者雖有是證但裡既久虛不可與服若與之即使客邪盡去亦必正困難支蓋病勢向下涌之必生他變也

喻昌曰舊微溏則大腸易動服此湯不能上涌反為下泄矣內經云先泄而後生他病者治其本必先調之後乃治其他病故此示戒

徐大椿曰此服梔子豉湯之戒按梔子清越上焦之火與腸胃亦無大害微溏者即不可

服未知何義想因大腸之氣滑脱者肺氣不宜更洩也

方有執曰梔子酸苦大寒而涌泄病人舊微溏者裡氣本虛而藏府寒也裡虛則易涌內寒則易泄故示禁也

柯琴曰向来胃氣不實即梔子亦禁用用承氣者可不慎之歟

章楠曰不因攻下而舊有微溏者脾腎虛寒中氣不固也故不服可知也

尤在涇曰未病之先大便本自微溏為裡虛而寒在下也梔子湯本涌泄胸中客熱之剂

舊微溏者中氣不固與之恐藥氣乘虛下泄而不能上達則瞑熱反因之而深入也故曰不可與服之

陳脩園曰病人舊微溏者為脾氣虛寒之体病則不能化熱必現出虛寒之證不可與服之

此條傷寒論輯義第八十六條

梔子甘草豉湯方

梔子擘十四箇　甘草炙二兩　香豉綿裹四合

右三味以水四升先煮梔子甘草取二升半内豉煮取一升半去滓分二服温進一服得

吐止後服

陳蔚曰梔子豉解見上汗吐下後中氣虛不能交通上下故加甘草以補中嘔者汗吐下後胃陽已傷中氣不和而上逆故加生姜煖胃解穢而止逆也

徐大椿曰少氣加甘草且甘草能補中氣

呂震名曰梔子湯證具若少氣者本方加甘草按少氣乃津液被奪加甘草者取其能益中而存液也

王晋三曰加甘草一味治少氣諸家皆謂益中非理也蓋少氣者一如飲家之短氣也

章楠曰按仲景云嘔家不可與建中湯以甜故也則是甘草之甘原可助吐此云少氣者以其胃氣素弱恐不勝梔子寒苦則反從下走而不上涌故加甘草益胃氣以助吐而諸家言益中於理亦通

此方傷寒論輯義在八十一條中

梔子生姜豉湯方

梔子十四箇　生姜五兩　香豉四合綿裹

古三味以水四升先煑梔子生姜取二升半内豉煑取一升半去滓分二服溫進一服得吐者止後服

八十九

此方輯義在八十一條中

、辨下後復發汗之脉證及晝夜靜躁二法

下之後復發汗必振寒脉微細所以然者以内外俱虚故也

、金鑑曰發汗當於未下之先今下之後復發汗必振寒脉微細者表裡皆虚也所以然者以下之失宜則内守之陽虚故脉微細也以汗之失宜則外固之陽衰故振寒也

、鄭重光曰治傷寒先汗後下此定法也若下之後外邪不盡不得已而復汗之邪雖去而内外俱虚是以脉細振寒所傷滋大矣

張璐曰誤汗亡陽誤下亡陰故內外俱虛雖不出方其用附子回陽人參益陰已有成法不必贅也

方有執曰內謂反下則亡陰裡虛所以脉微細也外謂復汗則亡陽表虛所以振寒也

舒詔曰此條以汗下重虛其內外法當重用人參黃芪乾姜附子仲景雖未出方其理不外乎此

尤在涇曰振寒振栗而寒也脉微為陽氣虛細為陰氣少既下復汗身振寒而脉微細者陰陽並傷而內外俱虛也是必以甘溫之劑

和之養之為當矣

柯琴曰内陽虛故脉微細外陽虛故振慄惡寒即乾姜附子證

傷寒淺注曰此一節言汗下後不特亡津液并亡其内外之陰陽氣血也

唐宗海曰振寒二字振是振戰凡老人手多戰動皆是血不養筋之故此因下後傷陰血血不養筋則筋强急若不惡寒則無所觸發筋雖强急亦不振動茲因復發其汗傷其陽氣氣虛生寒是以發寒而振也

此條傷寒輯義第六十三條

九十

下之後復發汗晝日煩躁不得眠夜而安靜不嘔不渴無表證脉沉微身無大熱者乾姜附子湯主之

金鑑曰此承上條互詳脉證以出其治也既下之以虛其裡復發汗以虛其表陰陽兩虛陽無所附夜而安靜不嘔不渴是内無陽證也無表證身無大熱脉沉微是外無陽證也表裡無陽内外俱虛惟有晝日煩躁不得眠一假陽證則是獨陰自治於陰分孤陽自擾於陽分非相勝乃相離也故以乾姜附子湯助陽以配陰蓋以陰雖盛而未相格陽氣微

而自不依附也

喻昌曰上條但言振寒及微細之脉未定所主之病以虚證不一也然振寒脉微細陽虚之故已露一斑設晝日煩躁不得眠其為虚陽擾亂可知矣其人夜反安靜不渴不嘔則虚陽擾乱不兼外邪可知矣乃復以脉沉微身無大熱重加辨別者仲景意中恐新邪乘虚暗襲耳外無邪襲則煩躁為亡陽之候而乾姜附子在所必用矣即此而推其人日中安靜夜多煩躁則陽不病而陰病可知矣然陰病乃傷寒後之本證自有陽邪入陰及陰

氣内虧津液未復之條故不復互言之也

張璐曰日多躁擾夜閒安靜則陰不病而陽病可知矣無表證而脉沉微則太陽之邪已盡矣以下後復發汗擾其虛陽故用附子乾姜以温補其陽不用四逆者恐甘草戀胃故也即自汗小便數咽乾煩躁吐逆用乾姜甘草以温胃復陽不用四逆者恐附子峻熱故也

程應旄曰下之後復發汗晝日煩躁不得眠虛陽擾乱外見假熱也夜安靜不嘔不渴無表證脉沉微身無大熱陰氣獨治内係真寒

也宜乾姜附子湯直從陰中回陽不當於晝日煩躁一假熱證狐疑也

舒詔曰其人夜而安靜晝日自應不眠日不眠皆為陰虛從未有陽虛不眠者凡陽虛者則必身重欲寐也

方有執曰反下亡陰陰既虛矣又復發汗以亡其陽則陽之虛比之陰為尤甚然陽用事於晝熱之煩陽之亢也躁雖陰陽之擾也不得眠者陽不能勝陰而爭奪於陰也陰用事於夜安靜者無陽事也不嘔不渴無表證也脉沉微身無大熱則陽大虛不足以勝陰為

謫矣故用乾姜附子偏於辛熱以為湯者恢復重虛之陽而求以協和於偏勝之陰也

周揚俊曰先汗後下不易之法也今下後復汗悞在汗矣蓋汗多則陽虛陽虛則煩躁於晝於夜則安明係不能勝陰之象而脉自沉微治以辛甘大熱之味純於陽者以救其偏自有以和於陰矣

尤在涇曰大法晝靜夜劇病在胃陰夜靜晝劇病在胃陽汗下之後晝日煩躁不得眠夜而安靜者邪未盡而陽已虛晝日陽虛欲復而與邪爭則煩躁不得眠夜而陰旺陽虛不

能與邪爭則反安靜也不嘔不渴裡無熱也身無大熱表無熱也而又無頭痛惡寒之表證其脉又不浮而沉不洪而微其為陽氣衰少無疑故當與乾姜附子以助陽虛而逐殘陰也上條振寒脉微細者陰陽並傷也此條晝日煩躁不得眠夜而安靜者傷陽而不及陰也於此見病変之不同

柯琴曰當發汗而反下之下後不解復發其汗汗出而裡陽將脫故煩躁也晝日不得眠虛邪獨據于陽分也夜而安靜知陰不虛也不嘔渴是無裡熱不惡寒頭痛是無表證脉

沉微是純陰無陽也身無大熱表陽將去矣幸此微熱未除煩躁不甯之際獨任乾姜生附以急回其陽此四逆之變劑也

徐大椿曰下之後復發汗是先竭其陰後竭其陽也按陽虛有二症有喜陽者有畏陽者大抵陰亦虛者畏陽陰不虛者喜陽此因下後陰亦虛故反畏陽也身無大熱者此邪已退而陽氣衰弱故止用姜附回陽

唐宗海曰此條煩躁不得眠與陽甚煩躁無異必辨其夜而安靜不嘔不渴無表證身無大熱方可斷為亡陽然使其脉不沉微則恐

是外寒內熱之煩躁尚未可斷為亡陽也必視其脉沉微乃為陽虛之極

陳蔚曰太陽底面便是少陰太陽證誤下之則少陰之陽既虛又發其汗則一線之陽難以自主陽主於晝陽虛主難以自欲援同氣之救助而不可得故煩躁不得眠陰主於夜陽虛必俯首不敢爭故夜則安靜又申之曰不嘔不渴脉沉微無表身無大熱辨其煩躁之絕非外邪而為少陰陽虛之的證也證既的則以回陽之姜附頓服何疑

、王肯堂曰此當與梔子豉湯證參看蓋下後

煩不得眠一也而藥有寒熱不同

此條傷寒論輯義第六十四條

乾姜附子湯方

乾姜一兩　附子一枚生用去皮切八片

右二味以水三升煮取一升去滓頓服

王晉三曰此方救太陽壞病轉屬少陰者由於下後復汗一誤再誤而亡其陽致陰躁見於晝日是陽亡在頃刻矣當急用生干姜助生附子純用辛熱走竄透入陰經此四逆之力尤峻方能驅散陰霾以復渙散真陽若猶豫未決必致亡陽而後已

九十一

此方傷寒論輯義在六十四條

、誤下下利不止身疼痛宜先救裡然後救表

一法

傷寒醫下之續得下利清穀不止身疼痛者急當救裡後身疼痛清便自調者急當救表救裡宜四逆湯救表宜桂枝湯

金鑑曰傷寒醫不分表裡寒熱虛實而誤下之續得下利清穀不止者寒其裡也雖有通身疼痛之表未除但下利清穀不止裡寒已盛法當救其裡俟便利自調仍身疼痛不止再救其表可也救裡宜四逆湯温中勝寒救

表宜桂枝湯調營和衛也
王三陽曰此證當照顧協熱利須審其利之色何如與勢之緩急不可輕投四逆桂枝也
喻昌曰下利清穀者脾中之陽氣微而飲食不能腐化也身體疼痛者在裡之陰邪盛而筋脉為其阻滯也陽微陰盛凶危立至當急救其在裡之微陽俾利與痛而俱止救後小便清大便調則在裡之陽已復而身痛不止明是表邪未盡榮衛不和所致又當急救其表俾外邪仍從外解而表裡之辨始為明且盡耳救裡與攻裡天淵若攻裡必須先表後

裡必無倒行逆施之法惟在裡之陰寒極盛恐陽氣暴脫不得不急救其裡俟裡證少定仍救其表初不敢以一時之權宜更一定之正法也厥陰下利腹脹身體疼痛者先温其裡乃攻其表曰先温曰乃攻形容不得已之次第足互此意

徐大椿曰下利清穀不止裡症也身疼痛者表症也此誤下之症邪在外而引之入陰故便清穀陽氣下脫可危雖表症未除而救裡為急也清穀已止疼痛未除仍從表治蓋凡病皆當先表後裡惟下利清穀則以扶陽為

急而表症為緩也表裡分治而序不亂後人欲以一方治數症必至兩誤又按傷寒論不可下篇云誤下寒多者便清穀熱多者便膿血

尤在涇曰傷寒下後邪氣變熱乘虛入裡者則為挾熱下利其邪未入裡而藏虛生寒者則為下利清穀各因其人邪氣之寒熱與藏氣之陰陽而為病也身疼痛者邪在表也然藏氣不充則無以為發汗散邪之地故必以溫藥救其裡而舍其表服後清便自調裡氣已固而身痛不除則又以甘辛發散為急不

然表之邪又將入裡而增患矣而救裡用四逆救表用桂枝與厥陰篇下利腹脹滿身疼痛條略同彼為寒邪中陰此為寒藥傷裡而其溫中散邪先表後裡之法則一也

方有執曰清穀不止身疼痛者下後胃傷裡虛寒甚飲食不化而水穀不分亡津液而胃肉不利也救護也利甚疼痛而急當救護其裡者下後裡虛為重也清便自調言小便清而大便調也小便清大便調裡氣和也裡氣和而身体疼痛者衛不外固而不與榮和也急當救護其表者不令重虛之表又易得重

傷也救裡宜四逆湯者復陽而收也救表宜桂枝湯者固衛以和榮也此救表救裡之所以各有其急也

柯琴曰寒邪表而妄下之移寒於脾下利不止繼見完穀胃陽已亡矣身疼未除是表裡皆困然猶幸此表邪之未除裡邪有可救之機凡病從外來當先解外此裡症既急當舍表而救裡四逆湯自不容緩裡症既差表症仍在救表亦不容緩矣身疼本麻黃症而下利清穀其腠理之疏可知也桂枝湯和榮衛而痛自解故不曰攻而仍曰救救表仍合和

中也溫中之後仍可用桂枝湯其神乎神矣

章楠曰凡誤下者其人陽旺則邪陷化熱或結胸痞證或致協熱下利也

舒詔曰下利清穀即謂之清便以脾胃無陽而飲食不能腐化也

成無已曰傷寒下之續得下利清穀不止身痛急當救裡以裡氣不足必先救之急與四逆湯得清便自調知裡氣已和然後急與桂枝湯以救表身疼者表邪也內經曰病發而不足標而本之先治其標後治其本此以寒為本也

徐彬曰此言醫宜知緩急先後之序也謂表裡分治常理也乃有表而復有裡倘因誤下而來不得如餘邪未清双解表裡雖身疼痛不可治表謂稍緩而表邪將盡入內故曰急當救裡迨清便調而身仍痛又不得以餘邪而忽之謂內既曾利稍緩而裡將復受表邪下利不止也故又曰急當救表

東洋櫟窓多紀先生案清便方氏喻氏錢氏為小便非也清者厠也又與圊同

此條傷寒論輯義第九十六條

四逆湯方見少陰篇

九十二

、辨陽虛陰盛脉反沉身疼宜四逆湯回陽散
寒一法
病發熱頭痛脉反沉若不差身体疼痛當救其
裡宜四逆湯
、金鑑曰按身体疼痛之下當有下利清穀四
字方合當温其裡之文觀上條云傷寒醫下
之續得下利清穀不止身疼者急當救裡宜
四逆湯此雖未下但脉反沉可知裡寒必是
脫簡
、文曰病發熱頭痛太陽表症也脉當浮今反沉
是太陽表症而得少陰裡脉也凡太陽少陰

表裡皆寒無汗之病均宜以麻黄附子細辛湯發之若不差不下利者更以麻黄附子甘草湯和之若下利清穀即有身体疼痛之表未解不可更汗當温其裡宜四逆湯防其陽從陰化変厥惕亡陽之逆斷不可謂病在太陽無可温之理也

張璐曰病發熱頭痛者太陽傷寒脉反沉者其人本虚或病後陽氣弱也雖脉沉体虚以其有頭痛表證而用解肌藥病不差反加身疼者此陽虚陰盛可知宜與四逆湯回陽散寒不解表而表解矣蓋太陽膀胱為腎之府

腎中陽虛陰盛勢必傳出於府故宜四逆以消陰復陽倘服四逆後脉變浮數仍身疼頭痛熱不止者此裏得藥助驅邪外散之候仍少用桂枝湯佐之作汗更不待言

方有執曰此憑脉不憑證之大旨

周揚俊曰發熱頭痛而脉反沉洵是陽病陰脉誠為危候然在少陰例始得時反發熱脉沉者以兼太陽表證尚不遺表用麻黄細辛合入附子此條但脉沉者何竟以太陽本證存而不論乃純用少陰經藥豈不貽誤千古或以為若不差必曾服汗藥矣脉沉本虛設

復大汗必至陽亡自當用附子回陽然本文續云身体疼痛並不及悪寒微厥則四逆何敢漫投而仲景明言當救其裡因脉本沉中則陽素虛復投汗藥則陽氣外亡陰寒内存至此則發熱变為身疼設不回陽則身痛必如被杖陰燥因致厥逆勢所必至然曰當救者可想而知也

柯琴曰此太陽麻黄湯證病為在表脉當浮而反沉此為逆也若汗之不差即身体疼痛不罷當憑其脉之沉而為在裡也陽證見陰脉是陽消陰長之兆也熱雖發於表為虛陽

寒反據于裡是真陰也必有裡證伏而未見藉其表陽之尚存乘其陰之未發迎而奪之庶無吐利厥逆之患裡和而表自解矣

尤在涇曰發熱身疼痛邪在表也而脉反沉則脉與病左矣不差者謂以汗藥發之而不差也以其裡氣虛寒無以為發汗散邪之地故與四逆湯舍其表而救其裡也下利身疼痛之例也

程應旄曰陽病見陰脉由其人裡氣素虛素寒邪雖外侵正難內禦切不可妄從表治若加身體疼痛知寒從內轉此時不溫其裡必

傳之少陰經而成厥逆亡陽之变溫之無及矣故舍證從脉用四逆湯救裡不當因發熱頭痛遲疑瞻顧也

徐大椿曰身体疼痛陰陽二症皆有之今脉沉而疼痛雖發熱亦是裡寒外熱之症故用四逆

章楠曰此陽證見陰脉也故用四逆湯先救其裡俾元陽振作轉為脉浮然後可以一汗而解此緩急先後之要法也是故邪之在表在裡其盃有陰有陽若辨別不真孟浪從事無不害矣

九十三

柯琴曰邪之所湊其氣必虛故脉有餘而證不足則從證證有餘而脉不足則從脉有餘可假而不足為真此仲景心法

沈金鰲曰表宜溫散裡宜溫補先救裡治其本也

此條傷寒論辯義第九十七條

、服麻黃湯汗後病不解有惡寒惡熱不同二法

發汗病不解反惡寒者虛故也芍藥甘草附子湯主之

、金鑑曰按發汗病不解之不字當是衍文蓋

發汗病不解則當惡寒今曰反惡寒者正所謂病解之義也病解惡寒始謂之虛

又曰傷寒發汗病不解則當惡寒非表虛也是表邪猶在不解仍當汗也今發汗汗出病已解不當惡寒矣反惡寒者非表邪也乃陽虛不能衛外所致故以芍藥甘草附子湯主之蓋用附子以扶陽芍藥以補陰甘草佐附芍補陰陽而調榮衛也

方有執曰未汗而惡寒邪盛而表實已汗而惡寒邪退而表虛汗出之後大邪退散榮氣衰微衛氣疏慢而但惡寒故曰虛

張璐曰未汗而惡寒邪盛而表實已汗而惡寒邪退而表虛陽虛則惡寒宜用附子固矣然既發汗不解可知其熱猶在也熱在而別無他證自是陰虛之熱又當用芍藥以收陰此營衛兩虛之救法也

程應旄曰凡傷寒發汗一法原為去寒而設若病不解較前反惡寒者非復表邪可知緣陽外泄而裡遂虛故主之以芍藥甘草附子湯芍藥得桂枝則走表得附子則走裡甘草和中從陰分斂戢其陽陽回而虛者不虛矣

又曰發汗後惡風者衛氣虛也發汗後惡寒

者榮中寒也此方不用桂枝

柯琴曰發汗後反惡寒裡虛也表雖不解急當救裡若反與桂枝攻表此誤也故于桂枝湯去桂姜棗加附子以溫經散寒助芍藥甘草以和中耳脚攣急與芍藥甘草湯本治陰虛此陰陽俱虛故加附子皆仲景治裡不治表之義

周揚俊曰既發汗病不解者知其身熱尚在也身熱當不惡寒今反惡寒其為陽虛無疑矣陽虛當附子回陽不宜用陰藥斂陰仲景乃以芍藥為主治何耶本是傷寒即非悞汗

身熱當解而不解者知其為榮氣素虛之人不安經行發汗者也何也榮素虛則陽無偶若一發汗而榮衛交虛耳爾時徒補其陰則惡寒愈甚但回其陽則陰愈刼矣若早用建中而後發汗豈至此哉

尤在涇曰發汗不解反加惡寒表邪不從汗而出正氣反因汗而虛也是不可更逐邪氣當先復其正氣是方芍藥之酸可以益血附子之辛可以復氣甘草甘平不特和中補虛且與酸合而化陰與辛合而生陽也

徐大椿曰甘草附子加芍藥即有和陰之意

亦邪之甚輕者
陳元犀曰各家以此證為發汗虛其表陽之氣似是而非盖太陽之邪法從汗解汗而不解餘邪未净或復煩發熱或如瘧狀亦有大汗亡陽明之陽用白虎加人參法亡少陰之陽用真武四逆法論有明訓也今但云不解可知病未退而亦未加也惡寒而曰反者奈何謂前此無惡寒證因發汗而反增此一證也惡寒若係陽虛四逆輩猶恐不及竟以三兩之芍藥為主並無姜桂以佐之豈不慮戀陰以撲滅殘陽乎師恐人因其病不解而再

行發汗又恐因其惡寒而逕用姜附故特切示曰虛故也言其所以不解所以惡寒皆陰陽素虛之故補虛自足以勝邪不必他顧也此陰陽双補之良方也

唐宗海曰虛則宜補究是何處虛應該補何處淺註只此一虛字了之豈能切當哉須知虛故也是指太陽膀胱之陽虛蓋因發汗大泄其陽衛陽不能托邪外出故病不解陽虛故反惡寒用附子為主以補膀胱之陽虛其芍藥甘草只是調榮氣以斂其汗而已營調則汗液不至大傷陽氣復振則衛外驅邪病

自不留解虛字必指膀胱而言乃於汗後惡寒及用附子之法絲絲入扣章句籠統言也

此條傷寒論輯義第七十一條

芍藥甘草附子湯方

芍藥三兩　甘草三兩炙

附子一枚炮去皮破八片

右三味以水五升煮取一升五合去滓分溫三服疑非仲景方

周揚俊曰既是傷寒則發汗不誤不誤何以病不解必其人素虛應建中而用麻黃也汗多為陽虛而陰則素弱補陰當芍藥回陽當

用附子勢不得芍附兼資然又懼一陰一陽兩不相和也於是以甘草和之庶幾陰陽諧而能事畢矣

吕震名曰此桂枝湯去桂姜棗加附子亦桂枝湯之變方也蓋發汗後之惡寒其非表邪可知若因其惡寒而投以桂枝悞矣故以附子合芍藥甘草從陰分斂戢其陽陽回而虛自止矣凡汗後之惡寒屬虛汗不出之惡寒屬實不得以汗不出之惡寒攔入陽虛一路此又仲景言外之意宜識之

王晉三曰此乃太陽少陰方也太陽致亡陽

九十四

本由少陰不内守少陰表惡寒實太陽不外衛故取芍藥安内熱附攘外尤必藉甘草緩芍附從中斂戢真陽則附子可拾散失之陽芍藥可收浮越之陰

北方傷寒論輯義第七十一條内

發汗後惡寒者虛故也不惡寒但熱者實也當和胃氣與調胃承氣湯

金鑑曰傷寒發汗汗出病解必惡寒亦不惡熱始可為愈若發汗後惡寒者是陽虛也宜用芍藥甘草附子湯主之今發汗後不惡寒但惡熱則是胃實也故與調胃承氣湯瀉熱

以和胃也

方有執曰發汗後不惡寒其人表氣强也但熱亡津液而胃中乾故曰實也當和胃氣故曰與調胃承氣湯所以瀉熱而甘草則有和中益氣何也盖實成於虚也

程知曰汗後惡寒則為榮衛俱虚汗後不惡寒但發熱則為津乾胃實故有調胃承氣通津之法然曰當曰與則似深有酌量而不肯妄下以重虚其津者

周揚俊曰此條緊對上條以發明不惡寒反惡熱之故見已經發汗身熱自除今縱不似

上條畏寒必無反加熱之理因知惡寒為陽虛但熱為胃實津液既出胃中乾矣與此方以和之仲景恐人疑為外邪未盡再一汗之將內實者不至於讝語躁煩乎

舒詔曰按此二條本氣不同凡真陽素虛之人陽虛為本發表藥中不加附子不但病不解且衛陽耗散而惡寒反加惡寒者亡陽之漸也急用附子以回其陽陽回而病自愈凡真陽素旺之人陰虛為本發表藥中不加當歸地黃以養陰不但病不解而且陰津被奪其腸胃枯涸而為結燥則反惡熱也惡熱

者胃實之驗也故用調胃承氣滌熱以復其陰陰復而病自愈

尤在涇曰汗出而惡寒者陽不足而為虛也芍藥甘草附子湯治之是已汗出而不惡寒但熱者邪入裡而成實也然不可以峻攻但與調胃承氣湯和其胃氣而已

徐大椿曰此必發汗後無他症但現微寒微熱故止作虛實觀否則安知非更有餘邪將復変他症耶

張璐曰惡寒者汗出榮衛新虛故用法以收陰回陽而和其榮衛不惡寒者汗出表氣未

九十五

虛反加惡熱則津乾胃實可知故用法以泄
實而和平
、柯琴曰虛實俱指胃言汗後正氣奪則胃虛
故用附子芍藥邪氣盛則胃實故用大黃芒
硝此自用甘草是和胃之意此見調胃承氣
是和劑而非下劑也
此條傷寒論輯義第七十三條
、辨傷寒發黃有寒濕相搏四法
傷寒發汗已身目為黃所以然者以寒濕在裡
不解故也以為不可下也於寒濕中求之
、金鑑曰傷寒發汗已身目為黃所以然者以

表有寒裡有濕未解也夫表寒裡濕鬱而發黃自非熱濕内瘀而成黃者比故不可下惟當於表寒裡濕中求其治法宜發其表寒利其裡濕可也

喻昌曰傷寒發汗已熱邪解矣何由反蒸身目為黃所以然者寒湿搏聚適在軀殼之裡故爾發黃也裡者在内之通稱非謂寒湿深入在裡表寒雖經發汗而其為裡湿所持者終在裡而無從解散也發汗後之寒與湿鬱蒸為熱非實熱也故不可下仍當於寒湿中責其或淺或深而治之可也

柯琴曰祕黃有因瘀熱者亦有因寒者有因燥令者亦有因于濕化者則寒濕在裡與瘀熱在裡不同是非汗下清三法所可治也傷寒固宜發汗發之而身目反黃者非熱不得越是發汗不如法熱解而寒濕不解也太陰之上濕氣主之則身目黃而面不黃以此知載太陰而非陽明病矣當溫中散寒而除濕以真武五苓輩求之

章楠曰寒濕陰凝之邪汗後風邪去而在裡之寒濕未去遂鬱而發黃邪在榮衛不在胃府則當下當于寒濕條中求其治法然發黃

者濕鬱陽氣寒已化熱是即麻黃連軺赤豆
湯證
尤在涇曰傷寒發汗已熱與汗不能發黃而
反身目為黃者以寒濕深入在裡汗雖出而
寒濕不與俱出也寒濕在裡必傷於脾脾傷
而色外見則身目為黃是不可比於瘀熱在
裡之例而輒用下法也云於寒濕中求之者
意非溫脾燥濕不可耳
傷寒淺註曰寒濕發黃不可誤以濕熱之法
治之五苓真武皆正方也時法加入茵蔯蒿
亦妙此以下論陽明之熱合太陰之濕而為

發黃證

成無已曰金匱要略謂黄家所起從湿得之汗出熱去則不能發黄發汗已身目為黄者風氣去湿氣在也脾悪湿湿氣内著脾色外奪者身目為黄若瘀血在裡發黄者則可下此以寒湿在裡故不可下當從寒湿法治之

此條傷寒論輯義第弍百六十四條第四本

傷寒瘀熱在裡身必發黄麻黄連軺赤小豆湯主之

金鑑曰傷寒表邪未解適遇其人陽明素有湿邪熱入裡而與湿合湿氣蒸瘀外薄肌表

身必發黃也若其人頭有汗小便不利大便鞕則或清或下或利小便自可愈也今乃無汗小便利是裡之瘀熱未深表之鬱遏猶甚故用麻黃連軺赤小豆湯外發其表內逐其溼也

喻昌曰傷寒之邪得溼而不行所以熱瘀身中而發黃設泥裡字豈有邪在裡而反治其表之理哉

林瀾曰麻黃連軺一證雖曰在裡必因邪氣在表之時有失解散今雖發黃猶宜兼汗解以治之也

程應旄曰凡傷寒瘀熱在裡者由濕蒸而來故身必發黄此之瘀熱未深祇從表一邊開其欝滯而散除濕熱麻黄連軺赤小豆湯是其旨也

汪琥曰夫寒邪自外而來若挾内濕瘀於經絡之中則欝而變熱故令其人身目發黄也此條乃是太陽經傳來者太陽傷寒理宜用麻黄湯祇因邪傳陽明熱瘀於裡裡非胃府以陽明經居太陽之裡即尚論篇所云軀殼之裡是也惟其裡有熱所以方中用麻黄湯而去桂枝之辛熱更加赤小豆姜棗之甘辛

以祛散在表之寒濕復加連軺生梓白皮之苦寒以清解肌裡之瘀熱也

柯琴曰熱反入裡不得外越謂之瘀熱非發汗以逐其邪濕氣不散然仍用麻黃桂枝是抱薪救火矣用麻黃連軺赤小豆湯一劑而三善脩且以見太陽發熱之治與陽明迴別也

尤在涇曰此亦熱瘀而未實之證瘀熱在裡者汗不得出而熱瘀於裡也故與麻黃杏仁生姜之辛温以發越其表赤小豆連軺梓白皮之苦寒甘以清熱于裡大棗甘草甘温悅

脾以為散濕驅邪之用用潦水者取其味薄不助水氣也合而言之茵蔯蒿湯是下熱之剤梔子柏皮湯是清熱之剤麻黄連軺赤小豆湯是散熱之剤也

方有執曰此條互上條之文以出治併下二條乃三目也麻黄甘草杏仁利氣以散寒麻黄湯中之選要也連軺小豆梓皮行濕以退熱去瘀散黄之領袖也姜棗益土以和中也

周揚俊曰此亦兩解表裡之法也濕熱不行稍見黄色尚未盡出然黄者土色也不入於内何由蒸出為黄也故用外汗之藥必兼滲

濕之法嘉言以為不屬於裡過矣不然寒熱相搏一身俱痛久不發黃者豈得亦謂之在裡哉愚故謂傷寒發黃者必其人脾家素有濕熱更兼寒邪未散兩熱相合遂使蒸身為黃故必利小便以去濕熱表汗以散寒濕不可缺一然後知太陽發黃正兼膀胱乃與陽明發黃屬胃者不同故前條揭云不可下句便是通身手眼

徐大椿曰茵蔯蒿湯欲黃從下解此方欲黃從汗解乃有表無表之分也

章楠曰此太陽表邪未解故標傷寒而有濕

熱內瘀身必發黃故以麻黃解表連軺赤豆等味利肺氣以清濕熱其邪在經絡故從表解之

傷寒淺註曰太陽之發黃乃太陽之標熱下合太陰之濕氣陽明之發黃亦陽明之燥內合太陰之濕化若止病本氣而不合太陰俱不發黃故曰太陰者身當發黃若小便自利者不能發黃也

此條傷寒論輯義第弍百六十七條第四本

麻黃連軺赤小豆湯方

麻黃 二兩去節 連軺 二兩 連翹根是○千金軺作翹程林同

杏仁 四十箇去皮尖　赤小豆 一升　大棗 十二枚劈
生梓白皮 切一升　生姜 切二兩　甘草 二兩炙
右八味以潦水一斗先煮麻黄再沸去上沫内諸藥煮取三升去滓分温三服半日服盡
金鑑曰濕熱發黄無表裡證熱盛者清之小便不利者利之裡實者下之表實者汗之皆無非為病求去路也用麻黄湯以開其表使黄從外而散去桂枝者避其熱也佐姜棗者和其榮衛也加連軺梓皮以瀉其熱赤小豆以利其濕共成治表實發黄之效也連軺即連翹根無梓皮以茵蔯代之

周揚俊曰凡素有湿之人一感外邪兩相挾持則在外之邪不散而在裡之熱增加故内熱不能越而爲汗外熱不得入而爲實因瘀爲黄勢所必至然則欲去表熱能不以麻黄汗之乎欲去裡熱能不以連翹梓白皮之苦寒滌之乎但湿不去則熱不可得而解也因復以赤小豆之甘平滲之加杏仁以利肺氣使表裡之熱分消而極黄極赤之便行周身之湿盡矣

柯琴曰此湯以赤小豆梓白皮爲君而反冠以麻黄者以兹湯爲麻黄湯之變劑也熱瘀

在中則心肺受邪榮衛不利小豆赤色心家之穀入血分而通經絡致津液而利膀胱梓皮色白專走肺經入氣分而理皮膚清胸中而散瘀熱故以為君更佐連軺杏仁大棗之苦甘瀉心火而和榮麻黄生姜甘草之苦甘瀉肺火而調衛潦水味薄能降火而除濕故以為使半日服盡者急方通劑不可緩也此發汗利水又與五苓双解法径庭矣

王肯堂曰内經云濕上甚而熱治以苦溫佐以甘辛以汗為度正此之謂也又煎以潦水者亦取其水味薄則不助濕氣

唐宗海曰在裡言在肌肉中對皮毛而言則為在裡也肌是肥肉氣分所居肉是精肉血分所居若熱入肌肉令氣血相蒸則汗滯不行是名瘀熱氣瘀則為水血瘀則為火水火蒸發於肌肉中現出土之本色是以發黃故用麻黃杏仁發皮毛以散水於外用梓白皮以利水於內梓白皮象人之膜人身肥肉均生於膜上膜中通利水不停汗則不蒸熱故必利膜而水乃下行此三味是去水分之瘀熱也連翹散血分之熱赤豆疏血分之結也

鄒澍學曰傷寒瘀熱在裡身必發黃此方主

九十七

之因瘀熱在裡句適與連翹功用不異郭景純爾疋注一名連苕苕軺聲同字異耳而今本傷寒論注曰連翹即連翹根遂以本經有名未用翹根當之陶隱居云方藥不用人無識者故唐本草去之豈仲景書有此六朝人皆不及見至王好古忽見之耶噫亦妄無之事矣

此方傷寒論輯義在二百六十七條中

傷寒身黄發熱者梔子蘗皮湯主之

金鑑曰傷寒身黄發熱者設有無汗之表宜用麻黄連苕赤小豆汗之可也若有試實之

裡宜用茵蔯蒿湯下之亦可也今外無可汗之表證內無可下之裡證故惟宜以梔子蘗皮湯清之也

林瀾曰傷寒身黃胃有瘀熱須當下之此以發熱而熱未實故宜梔子蘗皮湯解之

汪琥曰身黃兼發熱者乃黃證中之發熱而非麻黃桂枝證之發熱也熱既鬱而發黃雖表而非純乎表證但當清其鬱以退其黃則發熱自愈

魏荔彤曰此三條雖皆外寒挾溼之邪瘀而成熱之證然在表在裡溼勝熱勝尤當加意

也豈可概以為裡證而混下耶
程應旄曰傷寒而見身黃雖已濕蒸於裡而外證發熱依然寒居表裡淺表深之間前二法俱無所用只從中治清解調和預去其瘀熱之漸使二邪不能相合而裡外分消寒與濕俱可付之不治此又一法也故裁梔子栢皮湯主之　又曰風濕中有陽邪而證則無熱寒濕中純陰邪而證則無寒寒極能生熱則知熱極自能生寒也如厥陰篇中始發熱六日厥反九日而利等證是也世人見寒治寒見熱治熱須於此等處參求而心靈手敏

當下應無荊棘矣

尤在涇曰此熱瘀而未實之證熱瘀故身黃熱未實故發熱而腹不滿梔子徹熱於上栢皮清熱於下而中未及實故須甘草以和之耳

舒詔曰素問有開鬼門潔凈腑之法開鬼門者從汗而泄其熱于肌表麻黃連軺赤小豆湯是其法也潔凈腑者從下而利其溼于小便茵蔯蒿湯梔子栢皮湯是其法也再按發黃之證有陽黃陰黃二端陽黃顏色鮮明口渴小便不利法宜茵蔯五苓散陰黃顏色暗

滯惡寒身重少氣懶言法宜茵蔯附子湯更當以六經之法辨之兼見何經之证即以何經之法合而治之則百舉百當以上諸法亦皆不必深究可也

、章楠曰此無惡寒之表证而但發熱是濕熱内蘊而身發黄故但清熱燥濕熱清而濕去黄亦自退矣不用分利之法以濕熱淆混利之恐傷津液也

、張璐曰熱已發出於外自與内瘀不同正當隨熱勢清解其黄使不留於肌表之間前條瘀熱在裡故用麻黄發之此熱在表反不用

麻黄者蓋寒湿之證難於得熱熱則其勢外出而不内入矣所谓於寒湿中求之不可泥傷寒之定法也

周揚俊曰人無濕則不能發黄熱不瘀則亦不能為黄今發熱則黄盡在外然使熱不去則黄無已時也故用梔子清肌表栢皮瀉膀胱内外分消勢必自退故無取乎發汗利小便也然分消中原兼散邪滲湿之意

柯琴曰身熱汗出為陽明病若寒邪太重陽氣怫鬱在表亦有汗不得出熱不得越而發黄者矣黄為土色胃火内熾津液枯涸故黄

見于肌肉之间與太陽誤下寒水留在皮膚者逈別非汗吐下三法所宜也必須苦甘之劑以調之梔栢甘草皆色黄而質潤梔子以治内煩栢皮以治外熱甘草以和中氣形色之病仍假形色以通之神乎神矣

此條傷寒論輯義第二百六十六條第四本

梔子蘗皮湯方

肥梔子十五箇擘　甘草炙一兩

黄蘗二兩

右三味以水四升煮取一升半去滓分温再服

周揚俊曰身熱發黃熱勢在外不若瘀熱在裡者之將黃未黃正難外泄復不下滲也聖人則因其熱以解之李時珍曰梔子栢皮湯治燎熱者也解益速矣梔子解五種黃栢皮療膚間熱合清肌膜之黃有不立効者乎

徐大椿曰本草蘗皮散藏府結熱黃疸

舒詔曰梔子苦寒能使於壅之濕熱屈曲下行從小便而出故以為君黃栢辛苦入腎益水以滋化源膀胱乾涸小便不化除濕清熱為臣甘草和中為清解濕熱之佐使也

呂震名曰此方用甘草者正引藥逗遛中焦

以清熱而導濕也按梔豉湯乃取吐之輕劑此方之用梔子得炙草之甘緩黃柏之苦降而梔子又能從中焦分解濕熱洵乎處方之妙也

張璐曰此太陽原有寒濕因傷寒發汗氣蒸而變熱故得發出於外原非表邪發熱之謂故以梔子清肌表之濕熱黃柏去膀胱之濕熱甘草和其中外也

此方輯義在二百六十六條

傷寒七八日身黃如橘子色。小便不利腹微滿者茵蔯蒿湯主之金鑑曰身黃濕熱之為病也濕盛於熱則黃色晦熱盛於濕則黃色明如橘子色者謂黃色明也傷寒七八日身黃色明小便不利其腹微滿此裡熱深也故以茵蔯蒿治疸病者為君佐以大黃使以梔子令濕熱從大小二便瀉出則身黃腹滿自可除矣

唐不巖曰熏黃陰黃也橘子黃陽黃也

程知曰此驅濕除熱法也傷寒七八日可下之時小便不利腹微滿可下之證兼以黃色鮮明則為三陽入裡之邪無疑故以茵蔯除濕梔子清熱用大黃以助其驅除此證可下

者猶必以除濕為主而不專取乎攻下有如此者

喻昌曰黃色鮮明其為三陽之熱邪無疑小便不利腹微滿乃濕家之本證不得因此指為傷寒之裡證也方中用大黃者取佐茵蔯梔子建驅濕除熱之功以利小便非用下也

程應旄曰傷寒七八日瘀極矣極則寒與濕俱從熱化身黃如橘子色視濕病之熏黃明與瘖有異矣小便不利腹微滿視寒病之大便自利体煩痛者適與閉有異矣此之瘀熱已深只從裡一邊開結導熱而利便驅濕並

以建功茵蔯蒿湯主之可也
成無已曰當熱甚之時身黃如橘子色是熱毒發泄於外內經曰膀胱者州都之官津液藏焉氣化則能出矣小便不利小腹滿者熱氣甚於外而津液不得下行也與茵蔯蒿湯利小便退黃逐熱
舒詔曰茵蔯蒿湯治陽明蓄熱發黃之證此為膀胱蓄尿而發黃者與陽明無涉用茵陳五苓散則當矣
章楠曰此屬胃之陽黃也故以大黃通府茵陳梔子解鬱熱以化三焦之氣則濕從小便

而去若陰黄屬脾者不可用下法當運脾以利濕也

徐大椿曰此陽明瘀熱也

柯琴曰傷寒七八日不解陽氣重也黄色鮮明者汗在肌肉而不達也小便不利内無津液也腹微滿胃家實也調和二便此茵蔯之職

此條傷寒論輯義第二百六十五條

茵蔯蒿湯方

茵蔯蒿 六兩 梔子 十四枚擘 千金作四十枚

大黄 二兩 去皮

右三味以水一斗二升先煮茵陳減六升內二味煮取三升去滓分三服小便當利尿如皂莢汁狀色正赤一宿腹減黃從小便去也

徐大椿曰先煮茵陳則大黃從小便出此秘法也本草云茵陳主熱結黃疸此方茵蔯為主藥

柯琴曰太陽陽明俱有發黃症但頭汗出而身無汗則熱不外越小便不利則熱不下泄故瘀熱在裡然裡有不同肌肉是太陽之裡當汗而發之故麻黃連翹赤小豆湯為涼散法心胸是太陽陽明之裡當寒以勝之用梔

子栢皮湯乃清火法腸胃是陽明之裡當瀉之於内故立本方是逐穢法茵蔯禀北方之氣經冬不凋傲霜淩雪徧受大寒之氣故能除熱邪留結率梔子以通水源大黄以調胃實令一身内外瘀熱悉從小便而出腹滿自减腸胃無傷乃合引而竭之之法此陽明利水之聖剤也

又曰仲景治陽明渴飲有四法本太陽轉屬者五苓散微發汗以散水氣大煩燥渴小便自利者白虎加參清火而生津脉浮發熱小便不利者猪苓湯滋陰而利水小便不利腹

滿者茵蔯蒿湯以泄滿令黃從小便出病情治法胸有成竹矣每思仲景利小便必用氣化之品通大便必用承氣之品故小便不利者必加茯苓甚者兼用猪苓因二苓爲氣化之品而小便由於氣化也茲小便不利不用二苓者何本論云陽明病汗出多而渴者不可與猪苓湯以汗多胃中燥猪苓湯復利小便故也斯知陽明病汗出多而渴者不可用則汗不出而渴者津液先竭更不可用明矣此以推陳致新之茵蔯佐以屈曲下行之梔子不用枳朴以承氣與芒硝之峻利則大黃

但可以潤胃中而大便之不遠行可知故必一宿而腹始減黃從小便去而不由大腸去仲景立法神奇匪夷所思耳

成無巳曰小熱之氣涼以和之大熱之氣寒以取之發黃者熱之極也非大寒之劑則不能徹其熱酸苦涌泄爲陰酸以涌之苦以泄之故以茵陳蒿酸苦為君心法南方火而主熱大熱之氣必以苦寒勝之故以梔子為臣空補必以酸空下必以苦蕩滌邪熱必假將軍攻之故以大黃為佐雖甚熱大毒必祛除分泄前後腹得利而解矣

周揚俊曰茵蔯足太陽經藥也本草稱其去黃疸及遍身發黃者因性微寒則熱為之解走前陰則濕為之滲濕熱俱去黃尚得留乎且臣以梔子苦寒能滌太陽之大熱佐以大黃蓋使之疾雷不及若謂大黃走陽明而不走膀胱豈知君茵蔯以三倍則大黃亦惟命是聽矣外内交病聖人固不敢緩視之也

呂震名曰發黃證若小便自利而發黃者屬蓄血小便不利而發黃者屬瘀熱小便不利而至渴欲飲水濕從火化也腹微滿熱瘀不行也茵蔯利濕山梔降熱大黃行瘀導在裡

之濕熱從小便而解而身黃自除

、汪昂曰此足陽明藥也茵陳發汗利水以泄太陰陽明之濕熱故為治黃主藥也茵陳梔子排導濕由小便出大黃排導濕熱由大便出且黃病與濕病相似但濕病在表一身盡痛黃病在裡一身不痛

此方傷寒論輯義第二百四十二條第四本

澹按以上四條論傷寒發黃再當陽明篇發黃門叅究更詳

、病久致虛不因汗下脉見代結心動悸宜炙甘草湯大補心血兼散外邪一法

九十九

傷寒脉結代心動悸者炙甘草湯主之

金鑑曰心動悸者謂心下築築惕惕然動而不自安也若因汗下者多虛不因汗下者多熱欲飲水小便不利者屬飲厥而下利者屬寒今病傷寒不因汗下而心動悸又無飲熱寒虛之證但據結代不足之陰脉即主以炙甘草湯者以其人平日血氣衰微不任寒邪故脉不能續行也此時雖有寒之表未罷亦在所不顧總以補中生血復脉為急通行榮衛為主也

成無已曰脉之動而中止能自還者名曰結

不能自還者名曰代由血氣虛衰不能相續
也
程知曰此又為議補者立變法也曰傷寒則
有邪氣未解也心主血曰脉結代心動悸則
是血虛而真氣不相續也故峻補其陰以生
血更通其陽以散寒無陽則無以絀攝微陰
故方中用桂枝湯去芍藥而漬以清酒所以
挽真氣於將絶之候而避中寒於脉弱之時
也觀小建中湯而後知傷寒有補陽之方觀
炙甘草湯而後知傷寒有補陰之法也
程郊倩曰此又以脉論邪氣留結曰結正氣

虛衰曰代傷寒見此而加以心動悸乃真氣內虛故用炙甘草湯益陰甯血和榮衛以為主又曰太陽變證多屬亡陽少陽變證兼屬亡陰以少陽與厥陰為表裡榮陰被傷故也用炙甘草湯和榮以養陰氣為治也

喻昌曰傷寒病而至脉結代心動悸真陰已亡微邪搏聚者欲散不散故立炙甘草湯補胃生津潤燥以復其脉少加桂枝以和榮衛少加清酒以助藥力內充胃氣外達肌表不驅邪而邪自無容矣

方有執曰脉結代而心動悸者虛多實少譬

如寇欲退主弱不能遣發而反自徬徨也人
參甘草麥冬益虛以復結代之脉地黃阿膠
麻仁生血以甯動悸之心桂枝和榮衛以救
實姜棗健脾胃以調中清酒爲長血氣之助
復脉以核實之名而還復於元之意也
柯琴曰寒傷心主神明不安故動悸心不主
脉失其常度故結代也結與代皆爲陰脉傷
寒有此所謂陽證見陰脉者死矣不忍坐視
姑製炙甘草湯名曰復脉云以見仁人君子
之用心更欲挽回于天事已去之候耳收檢
餘燼背城借一猶勝于束手待斃乎

尤在涇曰脉結代者邪氣阻滯而榮衛澁少也心動悸者神氣不振而都城震驚也是雖有邪氣而攻取之法無所施也故宜人參姜桂以益衛氣膠麥麻地甘棗以益榮氣榮衛既充脉復神完而後從而取之則無有不服者矣此又擴建中之制為陰陽並調之法如此今人治病不問虛實概與攻發豈知真氣不立病雖去亦必不生况病未必去耶

張璐曰或問炙甘草湯一證但言脉結代心動悸並不言從前所見何證曾服何藥所致細繹其方不出乎滋養真陰回枯潤燥兼和

營散邪之剂總緣其人胃氣素虛所以汗下
不解胃氣轉傷真陰槁竭遂致心悸脉代與
水停心悸之脉似是而非水則緊而遲則代
加之以結則知正氣雖餒尚有陽邪伏結凌
爍真陰陰陽相搏是以動悸不甯耳邪留不
解陰已大餒計惟潤燥養陰和營散邪乃為
合法方中人參甘草補益胃氣桂枝姜棗調
和營衛麥冬生地阿膠麻仁潤經益血復脉
通心尚恐藥力不及更需清酒以協助成功
蓋津液枯槁之人預防二便秘濇之虞其麥
冬生地溥滋膀胱之化源麻仁阿膠專主大

陽之枯約兒致陰虛泉竭火燥血枯此仲景救陰退陽之妙劑也

章楠曰傷寒之邪由皮毛而入經絡藥氣由胃以達外故可用補以托邪若暑濕之邪由口鼻而入客於膜原正當胃口則不能用補其虛者或可助氣以清邪斷不能用純補之法也

陳師亮曰代為難治之脉而有治法者何凡病氣血驟脫者可以驟復若積久而虛脫者不可復蓋久病漸損於內藏氣日虧其脉代者乃五藏無氣之候傷寒為暴病死生之機

在於反掌亦有垂絶而不可救者此其代脉乃一時氣之然亦救於萬死一生之途而未可必其生也

徐大椿曰脉来緩而時一止復來曰結脉来動而中止不能自還因而復動曰代幾動一息亦曰代皆氣血兩虛而經隧不通陰陽不交之故又曰心主脉脉之止息皆心氣不甯之故

濟案結代二脉當叅脉學輯要最詳明

炙甘草湯方

甘草炙四兩　生姜切三兩　人參二兩

生地黃切一斤 桂枝三兩 阿膠二兩
麥门冬去心半升 麻仁半升 大棗三十枚擘
右九味以清酒七升水八升先煮八味取三升去滓内膠烊消盡温服一升日三服一名復脉湯

柯琴曰厥陰傷寒則相火内欝肝氣不舒血室乾涸以致榮氣不調脉道濇滯而見代結之象如程郊倩所云此結者不能前而代替非陰盛也凡厥陰病則氣上冲心故心動悸此悸動因於脉代結而手足不厥非水氣為患矣不得甘寒多液之品以滋陰而和陽則

肝火不息而心血不生心不安其位則動悸不止脉不復其常則代結何以調故用生地為君麥冬為臣炙甘草為佐大劑以峻補真陰開來學滋陰之一路也反以甘草名方者藉其載藥入心補離中之虛以安神明耳然大寒之劑無以奉發陳蕃秀之機必須人參桂枝佐麥冬以通脉姜棗佐甘草以和榮膠麻佐地黄以補血甘草不使速下清酒引之上行且生地麥冬得酒力而更良也

王晋三曰炙甘草湯仲景治心悸王燾治肺痿孫真人治虛勞三者皆是津涸燥淫之病

也
王肯堂曰補可去弱人參甘草大棗之甘以補不足之氣桂枝生姜之辛以益正氣聖濟經曰津耗散為枯五藏痿弱榮衛涸流濕劑所以潤之麻仁阿膠麥冬地黃之甘潤經益血復脉通心也
徐大椿曰此治傷寒邪盡之後氣血兩虛之主方也
鄒潤安曰地黃分數獨甲於炙甘草湯者蓋地黃之用在其脂液能榮養筋骸經脉乾者枯者皆能使之潤澤也功能復脉故又名復

脉湯脉者原於腎而主於心心血枯槁則脉道泣澁此傷寒論所以脉結代與心動悸並稱金匱要略又以脉結悸與汗出而悶並述至肺痿之心中温温液液涎唾多則陰皆將盡之孤注陽僅膏覆之殘焰惟此湯可增其㲉内絡外之脂液也

周揚俊曰傷寒正氣既虚邪雖未盡則補正居多今脉結代心動悸非無陽以宣其氣更無陰以養其心乎故以炙甘草湯主之

沈亮宸曰此湯為千古養陰之祖方也

此方傷寒論輯義在一百八十六條第三本

傷寒從新

六

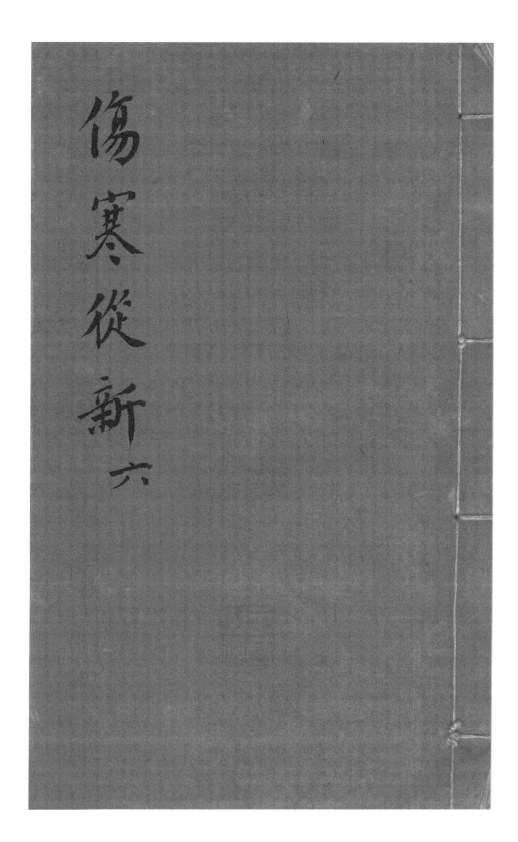

榮衛俱傷壞證第二

、青龍項中狀如瘧表裡虛禁汗吐下用桂枝麻黄各半湯一法

太陽病得之八九日如瘧狀發熱惡寒熱多寒少其人不嘔清便欲自可一日二三度發脉微緩者爲欲愈也脉微而惡寒者此陰陽俱虛不可更發汗更下更吐也面色反有熱色者未欲解也以其不能得小汗出身必痒宜桂枝麻黄各半湯

、金鑑曰太陽榮衛兩傷風多寒少之病得之八九日有如瘧狀之寒熱熱多寒少其人不

嘔小便清白者此裡和不受邪雖為欲愈然必審其人如瘧狀之寒熱一日二三度輕輕而發診其脉微且緩則知邪已衰正欲復表裡將和始為欲愈也若脉微不緩是正猶未復惡寒是邪猶未衰尚不能自愈但已為前之汗吐下虛其表裡不可更發汗更下更吐也脉微惡寒表裡俱虛則面色當白今色反赤猶有餘邪怫鬱於表不能得小汗出宜發陽氣故面赤身痒未欲解也宜桂枝麻黃各半湯小小汗之以和榮衛自可愈也

吳人駒曰此不專事桂枝而兼合乎麻黃者

謂其面赤身痒邪在輕虛浮淺之處惟麻黃能達也

、喻昌曰此亦風多寒少之證以其風雖外薄為寒所持而不能散所以面顯怫鬱之熱色宜以風寒兩解之也

、柯琴曰八九日是當解未解之時寒熱如瘧是虛實互有之症太陽以陽為主熱多寒少是主勝客負有將解之兆矣若其人不嘔是胃無邪圊便是胃不實脉微緩是有胃氣應不轉屬陽明一日二三度發是邪無可容之地正勝邪却可弗藥也若其人熱雖多而脉

甚微無和緩之意是陰弱而發熱寒雖少而惡之更甚是陽虛而惡寒陰陽俱虛當調其陰陽勿妄治以虛其虛也若其人熱多寒少而面色緣緣正赤者是陽氣怫鬱在表不得越當汗不汗其身必痒八九日來正氣已虛表邪未解不可發汗又不可不汗故立此法

瑣言曰太陽病得之八九日如瘧狀發熱惡寒熱多寒少為自初至今之證下文乃是以後擬病防變之辭分作三節看其人不嘔清便欲自可一日二三度發脉微緩者為欲愈也此一節乃表和無病而脉微緩者邪氣微

緩也陰陽相等脉證皆同向安之兆可不待汗而欲愈若脉微而惡寒者是陰陽俱虛不可更汗更下更吐也此一節宜温之面上反有熱色者未欲解也以其不能得小汗出其身必痒桂枝麻黄各半湯此一節必待汗而解也

、王肯堂曰首節頗似小柴胡證故以不嘔清便自調證之次節雖脉微惡寒止宜小建中加黄芪以温分肉司開闔原非温經之謂後節面色反有熱色言表邪未盡故宜各半不可與面合赤色比類而觀也、方有熱曰八九日約言久也如瘧狀謂有往來寒熱而無作輟之常也發熱惡寒熱多寒少者風寒俱有而寒少風多也不嘔不渴清便欲自可邪之往來出者未徹表入亦未及裡也一日二三度發乃邪居淺近則往來易及而頻數故脉亦微緩而謂為欲愈也脉微而惡寒已下重以不得解者而出其治也陰言後陽言前俱虛故禁攻也不可汗已過表也不可吐下未見有裡也熱色陽浮外薄也然陽雖外薄以陰寒持之而不散所以小汗亦不能得出氣鬱而痒也桂枝麻黃各半者

總風寒而兩解之之謂也

、章楠曰標太陽病者統風寒營衛而言也以為日既久邪多變化但見太陽經病證即名太陽病而不稱中風傷寒已下凡有兼邪變證及温暑濕邪等病皆同此例也如瘧狀發熱惡寒者亦因風寒互持邪在榮衛也熱多寒少陽邪勝也不嘔圊便欲自可内和無病也一日二三度發邪勢外向明非真瘧也此與大青龍證相類以其邪輕故無煩躁而日久變如瘧狀也

、尤在涇曰病在太陽至八九日之久而不傳

但經其表邪本微可知不嘔清便欲自可則裡未受邪可知病如瘧狀非真是瘧亦非傳少陽也乃正氣內勝數與邪争故也至熱多寒少一日二三度發則邪氣不勝而將退舍矣更審其脉而參驗之若得微緩則欲愈之象也若脉微而悪寒者此陰陽俱虚當與温養如新加湯之例而發汗吐下均在所禁矣若面色反有熱色者邪氣欲從表出而不得小汗則邪無從出如面色緣緣正赤陽氣怫鬱在表當解之熏之之類也身癢者邪盛而攻走經筋則痛邪微而遊行皮膚則痒也夫

既不得汗出則非桂枝所能解而邪氣又微亦非麻黄所可發故合兩方為一方変大制為小制桂枝所以為汗之地麻黄所以為發散之用且不使藥過病以傷其正也

楊士瀛曰瘧狀作止有時非若寒熱往來或疎或數而作止無定時也凡感冒之人忽覺毛寒股慄筋節拘急百骸鼓撼嘔不欲食其寒不可禦未幾即轉而發熱者此即溫瘧不必如瘧又曰血虛能生寒熱敗血亦作寒熱陰陽相勝一症雖各有一方皆當以川芎為佐

許詒曰風寒兩受之症慎用芍藥則榮分之

邪漫無出路矣仲景必無此法大抵仍是大青龍湯證因無煩燥當去石羔一味斯可耳此條傷寒論輯義第廿五條 淩註太陽上篇第十頁

桂枝麻黄各半湯方

桂枝一兩十六銖 芍藥一兩 生姜切一兩

麻黄一兩去節 甘草炙一兩 大棗四枚擘

杏仁廿四枚去皮尖

右七味以水五升先煮麻黄一二沸去上沫內諸藥煮取一升八合去滓温服六合本云桂枝湯三合麻黄湯三合併為六合頓服將

息如上法

此方傷寒論辯義在廿五條中

、青龍項中脉微弱為無陽用桂枝二越婢一湯一法

太陽病發熱惡寒熱多寒少脉微弱者此無陽也不可更汗宜桂枝二越婢一湯

、金鑑曰太陽病發熱惡寒熱多寒少此為榮衛兼病風邪多而寒邪少也若脉浮緊或脉浮數是表有陽邪鬱蒸則為無汗熱多之實邪以大青龍湯汗之可也今脉陽微陰弱乃為虛邪之診即有無汗熱多之實邪亦不可

用大青龍湯更汗也蓋以脉微弱是無太陽表脉也故不可更大汗也然既有無汗熱多寒少之表證麻黃桂枝石膏之藥終不可無故祇宜桂枝二越婢一湯之輕剤令微微似汗以解肌表而和榮衛也

喻昌曰此亦風多寒少之證無陽二字仲景言之不一後人不解皆置為闕疑不知乃亡津液之通稱也故以不可更汗為戒然非汗則風寒終不解惟取桂枝之二以治風越婢之一以治寒乃為合法越婢者石羔之辛涼也胃得之則熱化津生以此兼解其寒柔緩之

性比女婢猶為過之可用之無恐矣

尤在涇曰無陽與亡陽不同亡陽者陽外亡而不守也其根在腎無陽者陽内竭而不用也其源在胃發熱惡寒熱多寒少病須得汗而解其脉微弱則陽無氣矣陽者津液之根猶水之氣也無氣則水不至無陽則津不化而汗之源絶矣雖發之其可得乎故用桂枝二分生化陰陽越婢一分發散氣設得小汗其邪必解乃傷寒發汗之變法也

柯琴曰本論無越婢症亦無越婢方不知何所取義竊謂其二字必誤也此熱多是指發

熱不是內熱無陽是陽已虛而陰不虛不煩不躁何得妄用石羔觀麻黃桂枝合半桂枝二麻黃一二方皆當汗之症此言不可發汗何得妄用麻黃凡讀古人書須傳言闕疑不可文飾況為性命所關者乎且此等脉症最多無陽不可發汗便是仲景法旨柴胡桂枝湯乃是仲景佳方若不頭項強痛並不須合桂枝矣讀書無目至於病人無命愚故表而出之

張璐曰無陽乃無津液之通稱蓋津為陽血為陰也無陽為脾胃衰故不可更汗然非汗

則風寒終不解惟取桂枝之二以治風邪越脾之一以治鬱熱越脾者石膏之辛涼以化胃之鬱熱則熱化津生而脾氣發越得以行其胃液也世本作越婢言脾為小姑比之女婢若此則越字何義二字便不貫矣今從外臺方正之

、程應旄曰無陽者液衰衛乏也方用石羔不過取其陰涼之性女奴畜之非如大青龍湯之可以匹主也而越婢中有石羔之主豈有無陽證不煩渴而用石羔者采石羔為陽明去邪熱藥却為清肺之使夫肺者氣化之所從

出歟

徐大椿曰此無陽與亡陽不同并與他處之陽虛亦別蓋其人本非壯盛而邪氣亦輕故身有寒熱而脉微弱若發其汗必至有叉手冒心臍下悸等症故以此湯清疏榮衛令得似汗而解況熱多寒少熱在氣分尤與石羔為宜古聖用藥之審如此

章楠曰上條如瘧狀而有休歇此常發熱惡寒皆為風寒互持而熱多者風多於寒也脉微弱者津氣虛也柯琴言此方訛誤既已無陽豈可再用麻黄石羔以亡陽乎然論中每

言無陽多指陽津陰液而言也若元陽已無豈反有熱多寒少之證乎蓋邪在榮衛必得汗而解衛為陽榮為陰脾為榮之源胃為衛之本胃陽虚則津少故云不可發汗略用麻桂微散外邪甘芍姜棗調和榮衛因其熱多津少故佐石羔之辛涼而甘者生津化汗此即大青龍變為輕少之法也經曰脾主為胃行津液者也以其辛甘發越脾氣為胃行其津液使陽氣布而津液輸自然化汗而邪解也凡津液不足者皆宜用辛發越陽氣故經曰腎苦燥急食辛以潤之也

陳蔚曰太陽以陽為主所云熱多寒少是陽氣欲勝陰邪之兆所云脉微弱是指脉不緊盛所云無陽不可發汗是指此證此脉無陽邪之太盛不可用麻黄湯發其汗只用此湯清疏榮衛令得似汗而解也

舒詔曰熱多寒少四字是條中關鍵必其人平素熱盛津衰故方中用石羔以保其津液也但無陽二字有悞如果無陽則必寒多熱少當用附子也石羔又在所禁矣且營分有邪芍藥總不宜用

此條傷寒論輯義第廿九條

桂枝二越婢一湯方

桂枝 十八銖 芍藥 十八銖 麻黃 十八銖

甘草 炙十八銖 大棗 擘四枚 生姜 切一兩二銖

石羔 二十四銖碎綿裹

右七味以水五升煮麻黃一二沸去上沫內諸藥煮取二升去滓溫服一升本云當裁為越婢湯桂枝湯合之飲一升今合為一方桂枝湯二分越婢湯一分

金鑑曰此方即大青龍湯以芍藥易杏仁也名雖越婢輔桂枝實則大青龍湯之變制也去杏仁惡其從陽而辛散用芍藥以其走陰

而酸收以此湯彼裁而用之則主治不同矣以桂枝二主之則不發汗可知越婢一者乃麻黄石羔二物不過取其辛凉之性佐桂枝二以和表而清肌熱則是寓微汗於不發之中亦可識也非若大青龍湯以石羔佐麻黄而為發汗驅肌熱之重剂也

又曰桂枝二麻黄一湯治形如瘧日再發者汗出必解而無熱多寒少故不用石羔之凉也桂枝麻黄各半湯治如瘧狀熱多寒少而不用石羔更倍麻黄者以其面有怫鬱熱色身有皮膚作癢是知熱不向裡而向表令得

小汗以順其勢故亦不用石羔之涼裡也桂枝二越婢一湯治發熱惡寒熱多寒少而用石羔者以其表邪寒少肌裡熱多故用石羔之涼佐麻桂以和榮衛非發榮衛也今人一見麻枝不問輕重亦不問溫覆與不溫覆取汗與不取汗總不敢用皆因未究仲景之旨麻黃桂枝祇是榮衛之藥若重劑溫覆取汗則為發榮衛之藥輕劑不溫覆取汗則為和榮衛之方也

吳人駒曰發散表邪皆以石羔同用者蓋石羔其性寒寒能勝熱其味薄薄能走表非若

芩連之輩性寒味苦而厚不能升達也

成無已曰胃為十二經之主脾治水穀為卑藏若婢内經曰脾主為胃行其津液是湯所以謂之越婢者以發越婢氣通行津液外臺方一名越脾湯即此義

柯琴曰按外臺秘要云越脾湯易此一字便合内經脾不濡脾不能為胃行其津液之義是脾經不足而無汗者可用此起太陰之津以滋陽明之液而發汗如成氏所云發越脾氣者然必兼見煩渴之症脈雖不長大浮緩而不微弱者宜之

此方傷寒論輯義在廿九條中

、青龍項中汗出不解用桂枝二麻黄一湯一法

服桂枝湯大汗出脉洪大者與桂枝湯如前法若形似瘧一日再發者汗出必解宜桂枝二麻黄一湯

、金鑑曰服桂枝湯大汗出病不解脉洪大若煩渴者則為表邪已入陽明是白虎湯證也今脉雖洪大而不煩渴則為表邪仍在太陽當更與桂枝湯如前法也服湯不解若形如瘧日再發者雖屬經邪然終是為風寒所持

非汗出必不得解故宜桂枝二麻黄一湯小發榮衛之汗其不用麻黄桂枝各半湯者蓋因大汗已出也

方有執曰服桂枝湯證轉大汗出脉轉洪大者乃風多寒少風邪欲散而以微寒持之兩者皆不得解而寒熱如瘧也桂枝二麻黄一湯者重解風而輕於散寒也

柯琴曰服桂枝湯取微似有者佳若大汗出病必不除矣然服桂枝後大汗仍可用之更汗非若麻黄之不可復用也即大汗出後脉洪大大煩渴是陽邪内陷不是汗多亡陽此大

汗未止內不煩渴是病猶在表桂枝症未罷當仍與之乘其勢而更汗之汗自漐漐邪不留矣是法也可以發汗汗生於穀也即可以止汗精勝而邪却也若不用此法使風寒乘汗客于玄府必復惡寒發熱如瘧狀然瘧發作有時日不再發此則風氣留其處故日再發耳必倍加桂枝以解肌少與麻黃以開表所謂奇之不去則偶之也此又服桂枝後少加麻黃之一法

張璐曰此風多寒少之證服桂枝湯治風而遺其寒汗反大出脉反洪大似乎風邪再襲

故重以桂枝湯探之若果風邪之故立解矣若形如瘧日再發此邪本欲解終為微寒所持故略兼治寒而汗出必愈也

又曰此條前半與溫熱病篇白虎證第七條但少大煩渴一句蓋大煩渴明熱能消水故為伏氣非略欲飲一二口即止也

舒詔曰大汗出大字有誤當是不字若大汗出之症不藉汗解可知必是不汗出故宜汗解

程郊倩曰服桂枝湯得大汗出則陽邪得發可知微弱之脈而轉洪大則正陽得復可知

但大汗能出邪陽亦恐能虛其正陽洪大爲復正陽亦恐爲壅邪陽仍用桂枝湯爲主而配越婢湯半如前二與一之法然後大出之汗乃復歛洪大之脉始得平也若服前桂枝湯而形如瘧日再發者必其未得大汗出也故正陽欲復邪陽欲出而一二分之表邪尚覊之但使汗出則必解矣宜此方主之

又曰形如瘧日再發者邪欲出而表氣羈之當是脉已洪大汗未得耳

傷寒淺注曰此一節言太陽之氣在肌而復通於表也

、徐大椿曰汗雖出而邪未盡也

此條傷寒論輯義第廿七條

桂枝二麻黃一湯方

桂枝一兩十七銖 芍藥一兩六銖 麻黃十六銖去節

生姜一兩六銖切 杏仁十六箇 甘草一兩二銖

大棗五枚擘

右七味以水五升先煮麻黃一二沸去上沫內諸藥煮取二升去滓溫一升日再服本云桂枝湯二分麻黃湯一分合為二升分再服今合為一方將息如前法

、柯琴曰服桂枝湯後而惡寒發熱如瘧者是

本當用麻黃發汗而用桂枝則汗出不徹故也凡太陽發汗太過則轉屬陽明不及則轉屬少陽此雖寒熱往来而頭項强痛未罷是太陽之表尚在故仍在太陽夫瘧因暑邪久留而内着於募原故發作有時日不再作此因風邪泊於榮衛動静無常故一日再發或三度發耳邪氣稽留於皮毛肌肉之间固非桂枝湯之可解已經汗過又不宜麻黄湯之峻攻故取桂枝湯三分之二麻黄湯三分之一合而服之再解其肌微開其表審發汗於不發之中此又用桂枝後更用麻黄法也

、張璐曰詳此方藥品與各半不殊惟銖分稍異而證治攸分可見仲景於差多差少之間分毫不苟也

、徐大椿曰此與桂枝麻黄各半湯意略同但此因大汗出之後故桂枝略重而麻黄略輕又按以上三方所謂一二各半之說照方计算並不對準未知何説或云將本方各煎或一分或二分相和服此亦一法但方中又各藥注明分兩則何也存考

、青龍頂中風寒夾飲微結桂枝各五苓加減一法

服桂枝湯或下之仍頭項强痛翕翕發熱無汗心下滿微痛小便不利者桂枝湯去桂加茯苓白朮湯主之

金鑑曰去桂當是去芍藥此方去桂將何以治仍頭項强痛發熱無汗之表乎細玩服此湯曰餘依桂枝湯法煎服其意自見服桂枝湯已溫覆令一時許通身漐漐微似有汗此服桂枝湯法也若去桂則是芍藥甘草茯苓白朮并無辛甘走榮衛之品而曰餘依桂枝湯法無所謂也且論中有脉促胸滿汗出惡寒之證用桂枝去芍藥加附子湯主之去芍

藥者為胸滿也此條證雖稍異而其滿則同為去芍藥可知矣

又曰此條為汗下後表不解而心下有水氣者立治法也服桂枝湯或下之均非其治矣仍有頭項强痛翕翕發熱無汗之表證心下滿微痛小便不利停飲之裡證設未經汗下則是表不解而心下有水氣當用小青龍湯汗之今已經汗下表裡俱虛小青龍湯非所宜也故用桂枝湯去芍藥之酸收避無汗心下之滿加苓朮之燥滲使表裡兩解則內外諸證自愈矣

、外臺方議問曰心下滿微痛乃是欲成結胸何緣作停飲治之答曰諸證皆似結胸但小便不利一證乃停飲也故此條仲景祇作停飲治之

、喻昌曰服桂枝湯治風而遺寒所以不解而證變設更下之則邪勢乘虛入裡益誤矣在表之風寒未除而在裡之水飲上逆故變五苓兩解表裡之法而用茯苓白朮為主治去桂枝者以已誤不可再誤也然桂枝雖不可用其部下諸屬皆所必需倘併不用芍藥以收甘草姜棗以益虛而和脾胃其何以定誤

汗誤下之安耶故更一主將而一軍用命甚
矣仲景立方之神也
張卿子曰逐飲何不用橘皮半夏可見此停
飲以胃虛故無汗耳
張路玉曰此條頗似結胸所以辨爲太陽表
證尚在全重在翕翕發熱上
林瀾曰頭項強痛經汗下而不解心下滿微
痛小便不利此爲水飲内蓄故加苓术淂小
便利水飲行腹滿減而表證悉愈矣如十棗
湯證亦頭痛乃飲熱内蓄表證已解故雖頭
痛祇用逐飲飲去則病自安也

、柯琴曰汗出不徹而遽下之心下之水氣凝結故反無汗而外不解心下滿而微痛也然病根在心下而病機在膀胱若小便利病為在表仍當發汗如小便不利病為在裡是太陽之本病而非桂枝症未罷也故去桂枝而君以苓朮則姜芍即散邪行水之法佐甘棗以培土制水之功此水結中焦只可利而不可散所以與小青龍五苓散不同法但得膀胱水去而太陽表裡症悉除所謂治病必求其本也

、舒詔曰此條風寒兩傷營衛之證因悞下損

傷胸中脾中之陽則飲邪上犯結聚心下而為滿痛法宜麻桂方中加芪朮姜半砂仁白蔻溫中解表散結逐飲而病自愈若桂枝湯去桂加茯苓白朮不中也

程郊倩曰無汗而小便不利在陽明多發黃而此不發黃知非瘀熱在裡當責脾虛而熱傷其氣故諸見症悉是經氣不輸非関邪也

尤在涇曰頭項強痛翕翕發熱無汗邪在表也心下滿微痛飲在裡也此表间之邪與心下之飲相得不解是以發之而不從表出奪之而不從下出也夫表邪挾飲者不可攻表

必治其飲而後表可解桂枝湯去桂加茯苓白朮則不欲散邪於表而但逐飲于裡飲去則不特滿痛除而表邪無附亦自解矣

、徐大椿曰頭痛發熱桂枝症仍在也以其無汗則不宜更用桂枝心下滿則用白朮小便不利則用茯苓此症乃亡津液而有停飲者也

、呂震名曰頭痛項強翕翕發熱明是桂枝湯證乃服湯已或下之而本證仍在反加無汗汗不外出水氣停於心下因而滿痛但滿而不鞕痛而尚微又非誤下結胸之比皆因小

便不利膀胱之水不行致中焦之氣不運雖見太陽諸證病恰在府而不在經病不在經不當攻表自宜去桂病已入府法當行水宜加苓朮培土制水而姜芍甘棗乃得協成利水散邪之功以其證本太陽故雖去桂而仍以桂枝名湯也

又曰此條方氏謂中風兼寒故桂枝及下注法皆誤喻氏亦從其說而程郊倩又以中氣虛津液少立論總覺牽强附會與方義不合惟柯氏主太陽府病立論王晉三亦以為治太陽裡水法則理路乃覺清晰而方義亦屬

熨貼今從之

、陳修園曰所以去桂者不犯無汗之禁也所以加茯苓白朮者助脾之轉輸令小便一利而諸病霍然矣

、唐宗海曰此與五苓散互看自明五苓散是太陽之氣不外達故用桂枝以宣太陽之氣氣外達則水自下行而小便利矣此方是太陽之水不下行故去桂枝重加苓朮以行太陽之水水下行則氣自外達而頭痛發熱等症自然解矣無汗者必微汗而愈矣然則五苓散重在桂枝以發汗發汗即所以利水也

此方重在苓朮以利水利水即所以發汗也實知水能化氣氣能行水之故所以左宜右有

此條傷寒論輯義第三十條

桂枝去桂加茯苓白朮湯方

芍藥三兩　甘草二兩炙　生姜三兩切

白朮三兩　茯苓三兩　大棗十二枚擘

右六味以水八升煮取三升去滓溫服一升小便利則愈本云桂枝湯今去桂枝加茯苓白朮

金鑑曰去桂去芍之義詳見上條經文下正

誤文内方解曰餘依桂枝湯法煎服謂依桂枝湯法取汗也小便利則愈謂飲病必輸水道始愈也此方即苓桂朮甘湯而有生姜大棗其意專在解肌利水次之故用生姜大棗佐桂枝以通津液取汗也苓桂朮甘湯不用生姜大棗而加茯苓其意專在利水扶陽次之故倍加茯苓君桂枝於利水中扶陽也所以方後不曰依服桂枝湯法也

柯琴曰凡汗下之後有表裡症兼見者見其病機向裡即當救其裡症心下滿而不硬痛而尚微此因汗出不徹有水氣在心下也當

問其小便若小便利者病仍在表仍須發汗如小便不利者病根雖在心下而病機實在膀胱由膀胱之水不行致中焦之氣不運榮衛之汗反無乃太陽之府病非桂枝症未罷也病不在經不當發汗病已入府法當利水故於桂枝湯去桂而加苓朮則姜芍即為利水散邪之佐甘棗得效培土制水之功非復辛甘發散之劑矣蓋水結中焦可利而不可散但得膀胱水去而太陽表裡之邪悉除所以與小青龍五苓散不同法經曰血之與汗異名而同類又曰膀胱津液氣化而後能出

此汗由血化小便由氣化也桂枝爲血分藥但能發汗不能利水觀五苓方本云多服煖水出汗愈此云小便利則愈比類二方可明桂枝去桂之理矣今人不審概用五苓以利水豈不悖哉

章楠曰此是誤治傷其津液故小便不利非有水邪同五苓散證也五苓散必用桂枝通太陽經府之氣重用二苓澤瀉泄水此方反去桂枝加白朮佐甘草姜棗意在助脾和胃以生津液尤恐生姜辛散故用芍藥之收茯苓之降使陰陽調和三焦氣化小便自利其

邪亦解故曰小便利即愈也又有解者以頭項强痛翕翕發熱無汗為太陽表邪未解心下滿痛為水邪上逆而小便不利故以此方之去桂為錯誤必是去芍藥而用桂枝解表茯苓利水也然太陽外邪不解而無汗者必有惡寒裡有水邪必有心悸或咳或嘔等證如小青龍五苓散各條之證可見也此條外證無惡寒內證無心悸咳嘔其非水邪上逆表邪不解可知矣其心下滿微痛者由誤下而邪陷三焦表裡之間也經言三焦膀胱者腠理毫毛其應故翕翕發熱無汗而不惡寒

非太陽之邪也翕翕熱在皮毛寒在三焦也蓋脾胃之氣必由三焦轉輸外達榮衛三焦邪阻脾胃之氣不能行於榮衛經絡故內則心下滿微痛外則頭項强痛發熱無汗中則水道不通而小便不利也此方專主助脾和胃以生津液宣化三焦之氣使津液周流表裡通達小便自利其邪亦解故其方義與小柴胡湯和解表裡相同小柴胡主足少陽此方主手少陽也其與五苓散證不同亦非方之加減有錯誤者也

此方輯義在三十條中

、青龍項中汗下後煩躁將决亡陽宜補益回陽一法

發汗若下之病仍不解煩躁者茯苓四逆湯主之

、金鑑曰此與乾姜附子湯言先汗後下於法不逆病應解而仍不解反煩躁者以別其治也蓋汗下俱過表裡兩虛陰盛格陽故晝夜見此擾亂之象也當以四逆湯壯陽勝陰更加茯苓以抑陰邪佐人參以扶正氣庶陽長陰消正回邪退病自解而煩躁安矣大青龍證不汗出之煩躁乃未經汗下之煩躁屬實

此條病不解之煩躁乃汗下後之煩躁屬虚然脉之浮緊沉微自當別之恐其誤人故諄諄言之也

汪琥曰傷寒汗下則煩躁止而病解矣若陰盛之煩躁強發其汗則表疎亡陽復下之則裡虚亡陰衛陽失護榮陰內空邪仍不解更生煩躁此亦虚煩虚躁乃假熱之象也祇宜温補不當散邪故以茯苓四逆湯主之

喻昌曰煩躁本大青龍湯證然脉弱汗出惡風者誤服之則厥逆筋惕肉瞤首條已諄諄致戒矣此條復申其辨見汗下不解轉增煩

躁則真陽有欲亡之機而風寒之邪在所不計當用茯苓人參乾姜附子温補兼行以安和其欲越之陽俾盛熱自退煩躁自止乃為合法若因煩躁更加散邪則立斃矣夫不汗出之煩躁與發汗後之煩躁毫厘千里不汗出之煩躁不辨脉而誤投大青龍尚有亡陽之變是則發汗後之煩躁即不誤在藥已誤在汗矣此仲景所為見微知著倣真武之例更加人參之補以嘿杜其危哉下後煩躁校未下之煩躁亦殊

柯琴曰未經汗下而煩躁為陽盛汗下後而

煩躁是陽虛矣汗多既亡陽下多又亡陰故熱仍不解姜附以回陽參苓以養陰則煩躁止而外熱自除此又陰陽双補法

張璐曰此大青龍證誤施汗下而轉增煩躁也誤汗則亡陽而表虛誤下則亡陰而裡虛陰陽俱虛邪獨不解故生煩躁用此湯以救之蓋煩為心煩躁為腎躁故用乾姜附子入腎以解躁茯苓人參入心以解煩也

徐大椿曰此陽氣不攝而煩所謂陰煩也然亦必參以他症方不誤認為梔子湯症本草茯苓治逆氣煩滿

周揚俊曰汗下兩悞則陰陽兩亡而亡陽必
用四逆以回陽然必見厥逆等症也
尤在涇曰發汗若下不能盡其邪而反傷其
正於是正氣欲復而不得復邪氣雖微而不
即去正邪交争乃生煩躁是不可更以麻桂
之屬逐其邪及以梔豉之類止其煩矣是方
乾姜生附之辛所以散邪茯苓人參甘草之
甘所以養正乃強主弱客之法也
程郊倩曰人身只此陰陽二氣陽氣生發陰
氣生化而為津為血陽若不足陰氣皆化而
為火津血枯故也枯則成火故五藏愈虛者

邪火愈熾若退邪火須是復得津血復得津血須是扶陽退陰

、陳脩園曰太陽底面即是少陰汗傷心液下傷腎液少陰之陰陽水火離隔所致也

、張令韶曰少陰汗下而盡水火之氣心腎之精液盡致病不解陰陽水火離隔而煩躁也煩者陽不得陰躁者陰不得陽茯苓人參助心主以止陽止陽煩四逆補腎藏以定陰躁

此條輯義第七十二條

茯苓四逆湯方

茯苓四兩　人參一兩　附子一枚生用去皮破八片

甘草二兩炙　乾姜一兩半

右五味以水五升煮取三升去滓温服七合日二服

金鑑曰表裡之症治不如法先過汗後復過下或下後復汗誤而復誤變成壞病若其人陽盛而從熱化則轉屬三陽陽衰而從寒化則繫在三陰此二條煩躁皆壞病也煩躁雖六經俱有而多見於太陽少陰者太陽為真陰之標少陰為真陽之本也未經汗下之煩躁多屬陽其脉實大其證熱渴是煩為陽盛躁為陰盛已經汗下而煩躁多屬陰其脉沉

微其證汗厥是煩為陽盛躁為陰盛也夫先下後汗於法為逆外無大熱内不嘔渴似乎陰陽自和而實陽虚陰盛所以虚陽擾亂於陽分故晝日煩躁不得眠盛陰獨治於陰分故夜而安静脉沉微是真陽將脫而煩躁也用乾姜附子壯陽以配陰姜附者陽中陽也生用則力更鋭不加甘草則勢更猛比之四逆為更峻救其相離故當急也先汗後下於法為順病仍不解遽增晝夜煩躁亦是陰盛格陽之煩躁也用茯苓四逆抑陰以回陽茯苓感太和之氣化伐水邪而不傷陽故以為

君人參生氣於烏有之鄉通血脉於欲絕之際故以為佐人參得姜附補氣兼以益火姜附得茯苓補陽兼以瀉陰調以甘草比之四逆為稍緩和其相格故宜緩也一去甘草一加參苓而緩急自別仲景用方之妙如此

王晉三曰茯苓四逆湯即真武湯之变方太陽篇中汗出煩躁禁用大青龍即以真武湯救之何况煩躁生於先汗後下陽由誤下而欲亡能不救下元之真陽乎故重用茯苓滲泄引人參甘草下行以安欲失之真陽生用干姜附子以祛未盡之寒邪陽和躁寧不使

一百五

其手足厥逆故亦名四逆湯
此方輯義在七十二條中
、辨吐下後復汗身為振揺動惕脈沉緊胸高頭眩空亟通津液一法
傷寒若吐若下後心下逆滿氣上衝胸起則頭眩脈沉緊發汗則動經身為振振揺者茯苓桂枝白朮甘草湯主之
、金鑑曰傷寒若過發汗則有心下悸叉手冒心臍下悸欲作奔豚等症今誤吐下則胸虛邪陷故心下逆滿氣上衝胸也若脈浮緊表仍不解無汗當用麻黃湯有汗當用桂枝湯一

汗而胸滿氣衝可平矣今脉沉緊是其人必素有寒飲相挾而成若不頭眩以瓜蒂散吐之亦自可除今乃起則頭眩是又為胸中陽氣已衰不惟不可吐亦不可汗也如但以脉之沉緊為實不顧頭眩之虛而誤發其汗則是無故而動經表更致衛外之陽亦虛一身失其所倚故必振振而搖也主之以苓桂术甘湯者滌飲與扶陽並施調衛與和榮共治也

柯琴曰傷寒初起正宜發表吐下非法也然吐下後不轉屬太陰而心下逆滿氣上衝胸

陽氣內擾也起則頭眩表陽虛也若脉浮者可與桂枝湯如前法今脉沉緊是為在裡反發汗以攻表經絡更虛故一身振搖也夫諸緊為寒而指下須當深辨浮沉俱緊者傷寒初之本脉也浮緊而沉不緊者中風脉也若下後結胸熱實而脉沉緊便不得謂之裡寒此吐下後而氣上衝者更非裡寒之脉矣蓋緊者弦之別名弦如弓弦言緊之體緊如轉索謂弦之用故弦緊二字可以並稱亦可互見浮而緊者名弦是風邪外傷此沉緊之弦是木邪內發觀厥陰為病氣上撞心正可為

此症嶳明也吐下後胃中空虛木邪為患故君茯苓以清胸中之肺氣而治節出用桂枝散心下之逆滿而君主安白朮培既傷之胃土而元氣復佐甘草以調和氣血而榮衛以行頭自不眩身自不搖矣若遇粗工鮮不認為真武病

、方有執曰心下逆滿伏飲上溢搏實於膈也氣上衝胸寒邪上湧挾飲為逆也動經傷動經脉振振奮動也蓋人之經脉賴津液以滋養飲之為飲津液類也靜則為養動則為病病宜制勝之不宜發汗既下吐後脉又沉緊

而復發汗則重亡津液血氣衰耗故变如此白朮茯苓勝濕導飲桂枝甘草固表和中故發汗動經所需者四物也

喻昌曰遇此等症必一方之中滌飲散邪並施乃克有濟用小青龍湯全是此意但彼證風寒兩受不得不重在表此證外邪已散止存飲中之邪故以桂枝加入制飲藥內俾飲中之邪盡散津液得以四布而滋養其經脈也

程郊倩曰吐下發汗之誤各不同亦有證候相因治可同法者或因吐以遂其上焦或因

下以虛其下焦皆能引動腎藏從下衝上是以奔氣從逼上入胸鬲則心下逆滿氣上衝胸起則頭眩心陽盈而水寒勝則脈沉緊此吐下之爲動藏者至於誤汗不必動藏然亦成動經之逆陽氣過亡於外則經脈失其主持一身無主自爲之振振揺矣此其誤雖不一途亦微異然而皆主以茯苓桂枝朮甘草湯者蓋補土伐水者在此壯衛和榮者亦在此不必如後人析逆必曰降氣和經必曰滋陰也此頗同真武之製彼多汗出身熱陽已亡於外此只逆衝振揺陽不安於中故去芍

附而易桂枝也

尤在涇曰此傷寒邪解而飲發之證飲停於中則滿逆于上則氣沖而頭眩入於經則身振振而動搖金匱云膈間支飲其人喘滿心下痞堅其脉沉緊又云心下有痰飲胸脇支滿目眩又云其人振振身瞤劇必有伏飲是也發汗則動經者無邪可發而反動其經氣故與茯苓白朮以蠲飲氣桂枝甘草以生陽氣所謂病痰飲者當以溫藥和之也

舒詔曰悞吐悞下則脾胃重傷真陽虧損以致陰氣內動而為下心逆滿氣上衝胸真陽

不得上達故起則頭眩發汗則動經身為振振搖者即筋惕肉瞤之意也桂枝發表耗散元陽斷不可用愚意當用附子人參白朮茯苓半夏砂仁益智故紙等藥

徐大椿曰此亦陽虛而動腎水之症即真武症之輕者故其法亦仿真武之意

唐宗海曰心下逆滿是停水不化氣上衝心是水氣上泛與真武證之心下悸同意起則頭眩與真武證之寒水上冒頭眩同意若不發其汗則雖內有寒水而經脈不傷可免振寒之證若再發汗泄其表陽則寒氣浸淫動

其經脉自遂為振振搖與真武證之振振欲擗地亦同但真武證重故用附子以溫水此證輕故用桂枝以化水也淺注不知脉沉緊是寒水在內之診而解為肝之脉非也

此條傷寒論解義第七十條

茯苓桂枝白朮甘草湯方

茯苓 四兩　桂枝 三兩　白朮 二兩

甘草 炙二兩

右四味以水六升煮取三升去滓分溫三服

金鑑曰身為振振搖者即戰振身搖也身振振欲擗地者即戰振欲墜於地也二者皆為

陽虛失其所恃一用此湯一用真武者蓋真
武救青龍之誤汗其邪已入少陰故主以附
子佐以生姜苓术是壯裡陽以制水也此湯
救麻黃之誤汗其邪尚在太陽故主以桂枝
佐以甘草苓朮是扶表陽以滌疫也至於真
武湯用芍藥者裡寒陰盛陽衰無依於大温
大散之中若不佐以酸斂之品恐陰極格陽
必速其飛越也此湯不用芍藥者裡寒飲盛
若佐以酸斂之品恐飲得酸反凝滯不散也
呂震名曰此方治太陰濕困而膀胱之氣不
行經云心下逆滿氣上衝胸起則頭眩脉沉

緊發汗則動經身為振振搖者此湯主之按心下逆滿乃伏飲搏膈至於氣衝頭眩則寒邪上涌助飲為逆飲本陰邪故脉見沉緊脉沉不宜發汗誤汗則陽不益支而身為振搖故以桂枝茯苓扶陽化飲而加白术甘草補太陰之權以理脾而勝濕脾乃能為胃行其津液而膀胱之氣始化也　又按金匱用此方以治痰飲其一曰心下有痰飲胸脇支滿目眩苓桂术甘湯主之又曰短氣有微飲當從小便去之苓桂术甘湯主之蓋治痰飲大法當以溫藥和之溫則脾陽易於健運而陰

寒自化白朮茯苓雖能理脾而勝濕必合桂枝化太陽之氣以伐腎邪而通水道方能取效

、費伯雄曰此方治痰而兼有風者

、汪昂曰此方足太陰藥也喻嘉言曰茯苓治痰飲伐腎邪滲水道桂枝通陽氣開經絡和營衛白朮燥痰水除脹滿治風眩甘草得茯苓則不資滿而反泄滿故本草曰甘草能下氣除煩滿此證為痰飲阻抑其陽故用陽藥以升陽而化氣也

、劉宗厚曰此方太陽經藥也

、王晉三曰此方太陽太陰二經之藥也膀胱氣鈍則水蓄脾不行津液則飲聚白朮甘草和脾以行津液茯苓桂枝利膀胱以布氣化崇土之法非但治水寒氣逆并治飲邪留結頭身振搖

、此方傷寒論輯義在七十條

、辨吐下後飲搏胸脇經脈動惕久成痿廢一法

傷寒吐下後發汗虛煩脈甚微八九日心下痞鞕脇下痛氣上衝咽喉眩冒經脈動惕者久而成痿金鑑列在壞病篇

、金鑑曰按八九日心下痞鞕脇下痛氣上衝咽喉三句與上下文義不屬必是錯簡註家因此三句皆蔓衍支離牽強註釋不知此證總因汗出過多大傷津液而成當用補氣補血益筋强骨之藥經年始可愈也

、又曰傷寒吐下後復發其汗治失其宜矣故令陽氣陰液兩虛也陰液虛故虛煩陽氣虛故脉微陽氣微而不升故目眩冒陰液虛而不濡故經脉動惕也陽氣陰液虧損久則百體失所滋養故力乏筋軟而成痿矣

、柯琴曰此以八九日吐下復汗其脉甚微看

出是虛煩則心下痞硬脇下痛經脉動惕皆屬于虛氣上衝咽喉眩冒皆虛煩也此亦半夏瀉心症治之失宜久而成痿矣若用竹葉石羔湯大謬

張路玉曰此即上條之證而明其增重者必致痿也曰虛煩曰脉甚微則津液内亡求上條之脉沉緊為不可得矣曰心下痞鞕曰脇下痛較上條之心下逆滿更甚矣曰氣上衝咽喉較上條之衝胸更高矣此皆痰飲上逆之故逆而不已上衝頭目因而眩冒有加則不但身為振搖其頸項間且陽虛而陰奏之

矣陰氣上入高巔則頭愈重而益振搖矣上
盛下虛兩足必先痿癖此仲景於心下逆滿
氣上衝胸之日茯苓桂枝白朮甘草湯早已
用力矣
方有執曰此申上條而復言失於不治則致
痿之意上條脉沉緊以未發汗言也此條脉
甚微以已發汗言也經脈動即動經之變文
惕即振振搖也大抵兩相更互發明之詞久
言既八九日若猶不得解而更失於不治則
津液內亡濕淫外漬必致痺而成痿也
程郊倩曰腎衰脾敗陽氣不能四達而百骸

總無津液灌溉心肺之氣不下輸遂成痿雖云上實下虛實是正虛邪實久假者不歸歸處烏知有矣又曰是症能用茯苓桂枝朮甘草湯於八九日前何至成此哉

章楠曰此即申明表裡皆傷之證其脈甚微雖心下鞕脇下痛皆清陽不布濁壅不行正傷邪結之故其血液乾枯虛風內熾故氣上冲咽喉而眩冒其經脈動惕久必成痿治之必以養正為主也

尤在涇曰吐下復汗津液叠傷邪氣陷入則為虛煩虛煩者正不足而邪擾之為煩心不寧

也至八九日正氣復邪氣退則愈乃反心下痞鞕脇下痛氣上冲咽喉冒者邪氣搏飲内聚而上逆也内聚者不能四布上逆者無以逮下夫經脉者資血液以為用者也汗吐下後血液之所存幾何而復搏結為飲不能布散諸經譬如魚之失水能不為之時時動惕耶且經脉者所以綱維一身者也今既失浸潤於前又不能長養于後必將筋膜乾急而攣或樞折脛縱而不任地如内經所云脉痿筋痿之證也故曰久而成痿

舒詔曰按喻嘉言所謂陽虚陰湊者因其陽

虛而陰乃湊也經言胸中之陽法日之馭離照當空消陰除曀而宣布于上脾中之陽法天之健消化飲食傳布液津而運行于內手足之陽為之役使流走周身固護腠理而捍衛于外此三者豐享有象則陰邪不敢犯而腎中真陽安享大寗一身內外可以無虞惟在外在上在中之陽衰微不振陰氣乃始有權如此證蓋為吐傷胸中之陽則陰邪乃得挾飲上逆而為眩冒併心病鞕下傷脾中之陽則陰邪乃得挾飲橫肆而旁流入脇故脇下痛復因汗奪衛外之陽則邪飲乃得溢出

四肢流入關節阻滯經脈榮衛不行所以久而成痿然究竟總于津液無干若謬用滋津等藥則陽愈消而陰愈長貽悞可勝言哉法當重用附子人參大補其陽以禦其陰白术茯苓半夏草果南星姜黄醒脾崇土以逐邪飲更加虎掌骨擅能搜豁之品引導諸藥以達四支而長驅直搗邪飲縮結之處然必合成丸藥多服方能必效虎掌前脚掌走手後脚掌走足左掌行左右掌行右

魏荔彤曰此條證仍用茯苓桂枝白术甘草湯或加附子倍桂枝為對也

一百七

此條傷寒論輯義第一百六十九第三册

、辨傷寒風湿相搏身体疼痛且煩脉證一法

傷寒八九日風湿相搏身体煩痛不能自轉側不嘔不渴脉浮虛而濇者與桂枝附子湯主之若其人大便鞕小便自利者去桂枝加白朮湯主之　金鑑列痙湿暍病篇

、金鑑曰傷寒八九日不嘔不渴是無傷寒裡病之證也脉浮虛濇是無傷寒表病之脉也脉浮虛主在表虛風也濇者主在經寒湿也身体疼煩屬風也不能轉側屬湿也乃風湿相搏之證非傷寒也與桂枝附子湯溫散其風濕使從表而解也若脉浮實者則又當以麻黄加术湯大發其風濕也如其人有是證雖大便鞕小便自利而不議下者以其非邪熱入裡之鞕乃風燥濕去之鞕故仍以桂枝附子湯去桂枝以大便鞕小便自利不欲其發汗再奪津液也加白术以身重著濕在肉分用以佐附子逐濕氣於肌也

成無己曰煩者風也身痛不能自轉側者濕也經曰風則浮虛脉經曰脉來濇者為病寒濕也

呂震名曰身体煩疼不能自轉側固屬風濕

相搏之候然風濕相搏有屬濕溫有屬寒濕於何辨之蓋以證言則嘔而渴者屬溫不嘔不渴者屬寒以脉言則實而數者屬溫虛浮而濇者屬寒諦實此證此脉更可主以桂枝附子湯而無疑也若其人大便硬小便自利者去桂加朮湯主之蓋小便自利無取桂枝開膀胱而化氣恐滲泄太過重亡津液也大便硬反用白朮者以白朮能益脾而輸精也當察二便以與前方相出入

陳修園曰風濕合而相搏寒邪拘束故身體疼風邪煽火故心煩濕邪沉著故不能自轉

側邪未入裡故不嘔不渴脉浮虛而濇者以浮虛為風濇則為濕也此風多於濕而相搏於外以桂枝附子湯主之若患前證其人脾受濕傷不能為胃行其津液故大便硬愈硬而小便愈覽其自利者脾受傷而津液不能還入胃中故也此為濕多於風而相搏於內即於前方去桂枝加白朮湯主之濕若去則風無所戀而自解矣

唐宗海曰仲景書凡風寒二字有通稱不分別者蓋外感或係寒隨風至或係風挾寒來故二字往往通用此風濕是寒風非熱風也

脩園執定風為陽邪謂是復感於風風邪煽火與上文方治不合須玩此煩字不是心煩乃骨節煩疼謂其發作煩頻也風欲行而溼阻之故煩疼溼甚則筋脹不能掉動故不可轉側蓋筋生於瘦肉兩端而膜網則包着瘦肉西醫以筋是連網所生也連網者中國所謂膜肉也膜油即脾之物脾主濕故溼能從膜油而犯其筋節膜又是三焦所司至行小便故三焦陽虛則能小便自利脾之油受溼不運行則大便反硬會得此理乃與仲景方相合也

喻昌曰風木濕土雖天運六氣中之二氣然而濕土實地之氣也經云地氣之中人也下先受之其與風相搏結止是流入關節身疼極重而無頭疼及嘔渴等證故雖浸淫於週身軀殼自難犯高巔臟腑之界耳不嘔者上無表邪也不渴者内非熱熾也加以脉浮虚而濇則為風濕搏於軀殼無疑故用桂枝附子疾馳經絡水道以迅掃而分竭之也

張路玉曰若其人小便自利大便堅為津液不足故去桂枝之辛散而加白朮以助津液也徐大椿曰白朮生腸胃之津液

周揚俊曰傷寒至八九日亦云久矣既不傳經復不入裡者固風濕持之也煩疼者風也不能轉側者濕也不嘔不渴者無裡證也其脉浮虛而濇正與相應然後知風濕之邪在肌肉而不在筋節故以桂枝表之不發熱為陽氣素虛故以附子逐濕兩相綰合自不能留矣

又曰經謂傷於濕者必小便不利大便反快今其人於此相反者知膀胱之氣化無傷而胃府之津液已耗也又安取於桂枝之散表乎加白朮者性燥助附子以除濕味厚同甘

棗以生津則培土勝濕不一舉而兩得耶

又曰考金匱之治風寒濕者多矣未嘗遽用附子獨於傷寒兼風濕者三方均用附子其理安在蓋傷寒熱證也加以風濕瘀裡勢必易熱乃至八九日之久而不言身熱知其人屬陽虛矣陽虛者邪湊於裡為內入則易而外解極難何者無元氣以復之也故仲景用桂枝解外必賴附子以溫經使經絡肌肉間無處不到則無邪不驅矣用三枚者以其邪未入深易於表散故必勇猛精進而無取乎逡巡也或曰脉浮虛濇仲景全力驅邪獨不

畏其刦陰亟而不知此正聖人制方之神也

、舒詔曰按此條大便硬字恐悮應是大便溏若津乾便硬自不宜于白朮之燥惟便溏者宜之況小便利津未乾也謂白朮滋大便之乾不敢從

、柯琴曰脉浮為在表虛為風濇為濕身体煩疼表症表脉也不嘔不渴是裡無熱故于桂枝湯加桂以治風寒去芍藥之酸寒易附子之辛熱以除寒濕若其人大便硬小便自利者表症未除病仍有表不是因于胃家實而因于脾氣虛矣蓋脾家實腐穢當自去脾家

虛濕土失職不能制水濕氣留於皮膚故大便反見燥化不嘔不渴是上焦之化源清故小便自利濡濕之地風氣當在故風濕相搏不解也病本在脾法當君以白朮代桂枝以治脾培土以勝濕土旺則風自平矣此濕勝風微故脈浮虛而濇內無熱而不嘔不渴故可加附子桂枝理上焦大便硬小便利是中焦不治故去桂大便不硬小便不利是下焦不治故仍須桂枝

尤在涇曰傷寒至八九日之久而身痛不除至不能轉側知不獨寒淫為患乃風與濕相

合而成疾也若大便堅小便自利知其人在表之陽雖弱而在裡之氣自治則皮中之濕所當驅之於裡使從水道而出不必更出之表以危久弱之陽矣故於前方去桂枝之辛散加白朮之苦燥合附子之大力健行者於以並走皮中而逐水氣此避虛就實之法也程郊倩曰所謂不可反側者經曰陰氣藏物也物藏則不動故不可反側也大便硬小便利者風濕外束而津液不復內行也去桂枝而加白朮以引津液還入胃中則風無所搏而束者解矣白朮為脾家主藥也燥濕以之

滋液亦以之

章楠曰以風寒濕邪搏結故八九日而不解身体煩疼不能自轉側者以表陽虛而邪閉經絡也不嘔不渴內和無熱也寒濕皆陰邪以其兼風故脉浮以陽氣虛而陰邪勝故浮而虛濇也以桂枝姜棗通經絡和營衛附子温臟助陽甘艸和中不去其邪而風寒濕自不能留矣然小便利大便硬者何以去桂枝之通經絡而反加白朮之燥土耶蓋經絡外通營衛內通臟腑濕閉經絡則腑氣不宣故小便必不利也今小便利而体痛不能轉側

者寒濕傷肌肉而不在經絡也肌肉屬脾由脾陽虛不能溫肌肉而輸津液寒濕得以留之良以脾主為胃行津液者也津液不輸則腸胃枯燥而大便硬是陽盛而氣不能化液即所謂陰結也故以朮合附子大補脾陽以溫肌肉肌肉溫而濕化矣去桂枝則津液不隨孕散而外去即內歸腸胃而大便自潤也

此條傷寒論輯義第一百八十三條第三冊

桂枝附子湯方

桂枝四兩 附子三枚炮去皮破 甘草二兩炙

生薑三兩切 大棗十二枚擘

右五味以水六升煮取二升去滓分溫三服

徐大椿曰此即桂枝去芍藥加附子湯但彼桂枝用三兩附子用一枚以治下後脉促胸滿之症此桂枝加一兩附子加二枚以治風濕身疼脉浮濇之症一方而治病迥殊方名亦異彼編入桂枝湯類此編入理中湯類細思之各當其理分兩之不可忽如此義亦精矣後人何得以古方輕於加減也

成無已曰風在表者散以桂枝甘草之辛甘濕在經者逐以附子之辛熱薑棗辛甘行榮衛通津液以和表也

桂枝附子去桂枝加白术湯

附子三枚炮 白术四兩 生姜三兩切

甘草二兩 大棗十二枚

右五味以水六升煮取二升去滓分温三服初一服其人身如痺半日許復服之三服都盡其人如冒狀勿怪此以附子术併走皮内逐水氣未得除故使之耳法當加桂四兩此本一方二法以大便硬小便自利去桂也以大便不硬小便不利當加桂附子三枚恐多也虛弱家及産婦宜減服之

、成無已曰桂發汗走津液此小便利大便硬

一百八

為津液不足去桂加朮
、徐大椿曰仲景云以大便不硬小便不利當
加桂觀此知桂枝能通小便故五苓散用之
、此二方但治風湿非治傷寒也
、此方傷寒論輯義在一百八十三條第三冊
、辨傷寒風湿相搏汗出惡風或身微腫一法
、傷寒風湿相搏骨節煩疼掣痛不得屈伸近之
則痛劇汗出短氣小便不利惡風不欲去衣或
身微腫者甘草附子湯主之
、金鑑曰風湿相搏骨節疼煩重著不能轉側
湿勝風也掣痛不可屈伸風勝湿也今掣痛

不可屈伸近之則痛劇汗出短氣惡風不欲去衣皆風邪壅盛傷肌表也小便不利濕内蓄也身微腫者濕外薄也以甘草附子湯微汗之祛風爲主除濕次之以上二條皆詳風濕之義以明風濕之治也

方有執曰搏捝聚也言風與濕捝合搏聚共爲一家之病也煩風也痛濕也風淫則掣濕淫則痛風濕之邪注經絡流関節滲骨髓身体所以煩痛掣痛而不利也近之則痛劇者外邪客於内近之則逆也短氣者汗多亡陽而氣傷也惡風不欲去衣者以重傷故惡甚

也甘草益氣和中附子溫經散濕朮能勝濕
燥脾桂枝祛風固衛此四物者所以為風濕
相搏之的藥也
吳人駒曰必脉之沉而細者若浮大而盛則
風多而濕少附子須在審之
舒詔曰風濕相搏二條皆為陽虛不能禦濕
治法當從溢飲之例桂枝附子諸法覺未盡
善
柯琴曰身腫痛劇不得屈伸濕盛于外也惡
風不欲去衣風淫于外汗出短氣小便不利
化源不清也君桂枝以理上焦而散風邪佐

术附甘草以除湿而調氣

程郊倩曰掣痛不得屈伸近之則痛劇者此風湿之邪注經絡流関節兩邪亂経使然也汗出短氣恶風不欲去衣者風傷衛也小便不利身微腫者湿着内也宜祛風勝湿平治可也然而三方俱加附子者以風傷衛而表陽已虚加寒湿而裡陰更勝凡所見症皆陽氣不充故經絡関節淂湿而衛陽愈虚耳以上二條雖云風湿相搏其實各夹有一寒在内即三氣合而為痹之症也又曰邪留于筋骨之间寒多則筋攣骨痛

朱肱活人書曰身腫者加防風一兩短氣小便不利者加白茯苓一兩半

徐大椿曰此段形容風濕之狀病情略備

喻昌曰此條復互上條之意而辨其證之較重者痛不可近汗出短氣惡風不欲去衣小便不利或身微腫正相搏之最劇處故於前方加白朮以理脾而下滲其濕減姜棗之和中以外泄其風要皆藉附子之大力者負之而走耳

張璐曰風則上先受之濕則下先受之逮至兩相搏聚注經絡流關節滲骨体軀殼之間

無處不到則無處不痛也於中短氣一證乃汗多亡陽陽氣大傷之徵也故用甘草附子白朮桂枝為劑以復陽而分解內外之邪也陳脩園曰此風寒濕三氣之邪阻遏正氣不令宣通之象也汗出短氣小便不利惡風不欲去衣或身微腫者衛氣榮氣三焦之氣俱病總由於坎中元陽之氣失職也務使陽回氣暖而經脈柔和陰氣得煦而水泉流動矣唐宗海曰寒風衛陽則汗出惡風不欲去衣濕傳則為水故小便不利身微腫故用附子桂枝振其衛陽白朮甘草行其脾濕此節淺

而易解而注家多不明也
呂震名曰此條形容風溼相搏之病狀最著溼壅於經故身腫痛劇而小便不利風淫於衛故汗出短氣而惡風不欲去衣附子白朮宣太陰以驅溼甘草桂枝通太陽以散風乃風溼證大發其汗病必不解此方亦是不欲發汗之意當取微汗為佳
章楠曰此脾腎榮衛皆虛而陰邪痺結也寒濕為痛痺風勝為行痺溼邪凝滯風寒而成也煩疼掣痛者風也不得屈伸近之則痛劇寒也汗出而邪不去惡風不欲去衣榮衛虛

極矣短氣小便不利身微腫者脾腎兩虛三焦氣化無權升降不利也表裡皆虛邪痺不出故朮附甘草大補脾胃之陽而佐桂枝通和經脉不散其邪而風寒濕自去矣

周揚俊曰此條乃是風行皮毛關節之間濕流於腠理筋骨之際阻遏正氣不令且通遂致痛不可近不得屈伸此其徵也汗出短氣惡風不欲去衣邪風襲入而衛中之正氣俱虛也小便不利身微腫者中外為濕所持而膀胱之氣化不行也安得不以甘朮和中桂附去邪也前條風濕尚在外在外者利其速

去此條風湿半入裡入裡者妙在緩攻仲景正恐附子多則性猛且急筋節之竅未必驟開風濕之邪豈能托出徒使汗大出而邪不盡也君甘草者欲其緩也和中之力短戀藥之用長也此仲景所以前條用附子三枚者分三服此條止二枚者初服五合恐一升為多宜服六七合全是不欲盡剂之意

甘草附子湯方

甘草炙二兩　附子二枚炮　白朮二兩

桂枝四兩

右四味以水六升煮取二升去滓温服一升

日三服初服得微汗則解能食汗止復煩者將服五合恐一升多者宜服六七合為妙

金鑑曰風濕之治用甘草附子湯即桂枝附子湯去姜棗加白朮也去姜棗者畏助汗也加白朮者燥中濕也日三服初服一升不得汗解則仍服一升若微得汗則解解則能食是解已徹也可止再服若汗出而復煩者是解未徹也仍當服之但不可更服一升恐已經汗多服而過汗也服五合可也如不解再服六七合為妙似此服法總是示人不可盡剂之意學者於理有未解處即於本文中求

之自得矣

徐大椿曰即服桂枝湯論中所云風濕發汗汗大出者但風氣去濕氣在是故不愈也治風濕者發其汗但微微似欲出汗者風濕俱去也服後汗出復煩者尚有餘邪鬱而未盡

此方輯義在一百八十四條

青龍項中誤用桂枝治風遺寒治表遺裡故變一法

一百九

傷寒脉浮自汗出小便數心煩微惡寒脚攣急反與桂枝湯欲攻其表此誤也得之便厥咽中乾煩躁吐逆者作甘草乾姜湯與之以復其陽

若厥愈足温者更作芍藥甘草湯與之其脚即伸若胃氣不和讝語者少與調胃承氣湯若重發汗復加燒鍼者四逆湯主之

金鑑曰傷寒脉浮自汗出中風證也小便數心煩裡無熱之虛煩也微惡寒者表陽虛不能禦也脚攣急者表寒收引急也是當與桂枝增桂加附子湯以温經止汗今反與桂枝湯攻發其表此大誤也服後便厥者陽因汗亡也咽乾者陰因汗竭也煩躁者陽失藏也吐逆者陰拒格也故作甘草乾姜湯與之以緩其陰而復其陽若厥愈足温則是陽已復

宜更作芍藥甘草湯與之以調其陰而和其陽則脚即伸也若胃不和而讝語知為邪已轉屬陽明當少少與調胃承氣湯令其微溏胃和自可愈也若重發汗者謂不止誤服桂枝湯而更誤服麻黃湯也或復加焼針刼取其汗以致亡陽證具則又非甘草乾姜湯所能治故又當與四逆湯以急救其陽也

程郊倩曰火逆能致煩躁推之吐汗下可類及矣傷寒脉浮自汗出小便数陽虚可知縱有心煩之假熱而有微悪寒脚攣急之真寒以證之即此時而温經散寒當不嫌其暴也

反與桂枝湯欲攻其表非誤而何裡陽根表陽而出陰霾驟現矣得之便厥者真寒也咽中乾煩躁者陽浮而津竭假熱也吐逆者陰盛而上拒也虛寒內凝總無攻表之理桂枝之誤如此其堪大青龍之再誤乎作甘草乾姜湯散寒溫裡以回其陽陽回則厥愈足自溫其有脚未伸者陰氣未行下也更作芍藥甘草湯從陽引至陰而脚伸其譫語者胃中不和而液燥非胃中實熱者比僅以調胃承氣湯少少與和之若前此重有發汗燒針等誤者則亡陽之勢已成而陰邪將犯上無等

直以四逆溫之而已

又曰脉浮自汗出雖似桂枝證而頭項不痛知陽神自歉於上部悪寒脚挛急知陰邪更襲於下焦陽虛陰盛而裡氣上逆故有心煩證裡陰攻及表陽差誤止在煩字上觀結句若重發汗復加燒針者四逆湯主之可見陰證不必真直中也治之一誤寒即中於治法中矣重發汗謂用及麻黄湯類也證雖同而致逆之藥不同則救逆之法亦不同故三治外更有四逆湯之治

方有執曰脚挛急者足經始終於足寒則拘

攣也已上言風寒俱有之表裡證故謂與桂枝湯為反蓋桂枝湯是中風之主治反不順也厥四肢冷也咽中乾燥吐逆者悞汗損陽陽虛陰獨盛也甘草益氣乾姜助陽復其陽者充其氣之謂也厥愈足温陽氣復也芍藥用白酸能斂陰而主血也甘草用炙甘味補中而益脾也脚即伸陰血行也胃不和而讝語者亡津液而胃實也承氣而曰調胃者以胃屬陽而主裡故用甘草和陰陽而緩中也重發汗而復加燒鍼則二者皆有大損於陽矣故用偏於助陽之四逆以救其陽也

周揚俊曰按此為真陽素虛之人營衛俱傷治風遺寒因而致變者立法也脉浮自汗風也小便数心煩微惡寒脚攣急則是內虛而兼外寒之證矣使爾時以建中和之不幾表裡俱解乎不知者乃以桂枝湯攻其表則汗愈出而陽益虛所以得之便厥也今咽中乾煩吐逆一一顯陰寒之象似與少陰為隣仲景則專以胃寒為治者蓋以脚攣固屬下虛而得湯便厥者胃之津液傷也

舒詔曰此證陽虛為本自汗出微惡寒衛外之陽不足也小便数者腎陽衰不能制水也

心煩者脾中之陽不足不能攝飲乃擾心而生煩也脚攣急者陽虛不能禦濕而濕從下受也法宜黄芪白朮半夏砂仁南星附子故紙益智虎骨等藥以治之反與桂枝湯欲攻其表此悞也蓋以桂枝耗散真陽故得之便厥且最不可用者芍藥生陰之物以重傷其陽致使不能若騰津液則咽中乾引動陰邪上僭而為煩燥吐逆仍宜于前藥内重加呉茱萸以治之甘草乾姜何益之有芍藥甘草尤其謬甚又曰若胃氣不和讝語者少與調胃承氣湯此時何得又有陽明胃實之症凴

室而見耶又曰若重發汗復燒針者四逆湯主之夫胃實之症悞汗則亡陰復加燒針以重傷其陰豈可再用四逆湯以更刼其陰乎可見叔和僞撰不通之至

張璐曰此陽虛營衛俱傷誤用桂枝治風遺寒治表遺裡之变證也又曰此證始終只是夾陰雖脉浮自汗為陽證而脚攣急不溫乃屬平素下虛至於心煩小便數不獨真陽素虛而真陰亦虧所以纔用陽旦遂变厥逆也

柯琴曰桂枝症以自汗出為提綱然除頭痛發熱惡寒惡熱及鼻鳴乾嘔外有一件不合

桂枝者即不得以自汗出為主張矣此條中脚攣急一件不合桂枝症便當於之合處惟求而自汗出是合桂枝症便當於自汗出處推求太陽有自汗症陽明亦有自汗症則心煩微惡寒是陽明表症小便數脚攣急是陽明裡症便當認為陽明傷寒而非太陽中風矣然症不在表不當用桂枝湯症不在裡不當用承氣湯症在半表半裡當去桂枝姜棗之散而任芍藥甘草之和矣芍藥酸寒用以止煩斂自汗而利小便甘草甘平用以瀉心散微寒而緩攣急斯合乎不從標本從乎中

治之法也反用桂枝湯攻汗津液越出汗多亡陽脚攣急者因而厥逆矣咽乾煩躁吐逆皆因胃陽外亡所致必甘草乾姜湯救桂枝之誤而先復其胃脘之陽陽復則厥愈而足溫矣變症雖除而芍藥甘草之症未罷必更行芍藥甘草湯滋其陰而脚即伸矣或胃實而譫語是桂姜遺熱所致也少與調胃承氣湯和之使硝黄以對待乎姜桂仍不失陽明燥化之治法耳　問曰六經皆始於足脚攣急獨歸陽明者何曰陽明乃血所生病血虛則筋急且攣急為燥症燥化又屬陽明故也

曰太陽主筋所生病非太陽乎曰太陽脉盛於背故背中脉太陽居其四行陽明脉盛於足故兩足脉陽明居其六行内經曰身重難以行者胃脉在足也是脚攣當屬陽明矣故頭痛强背强股脊强凡身以後者屬太陽頸動几几脚攣急凡身以前者屬陽明即如痙病項强急時頭熱獨頭搖卒口噤背反張者太陽也胸滿口噤卧不着席必齘齒脚攣急者陽明也愚謂仲景雜病論亦應分六經者此類是與　自汗心煩惡寒皆陽虚症獨以脚攣急認是陰虚咽乾煩躁皆陽盛症獨以

厥認為亡陽獨處藏奸惟仲景獨能看破曰反與曰少與是用成方曰作曰更作是製新方兩若字有不必然意

章楠曰此條諸解多不同有解作本太陽桂枝湯證兼胃虧故服桂枝而厥逆者如果胃陰虧因溫表而厥逆則其陽更亢陰更虧豈有仍用干姜甘草之助陽而反能厥愈足溫乎可見非理也有解作自汗煩心為溫病而非風寒者若溫病自汗則必發熱而渴今不熱不渴而且惡寒其非溫病可知且如胃陰虧及溫病誤服溫表藥而厥其陽亢極矣若

更用干姜甘草或更重發汗復加燒針則必
水涸痙厥而死豈有仍用四逆湯主之之理
可見皆非也有解作風寒兩傷應用大青龍
而反用桂枝湯中有芍藥閉其寒邪而厥逆
者夫大青龍治營衛皆閉無汗煩躁之實證
今自汗不發熱而止惡寒是營衛皆虛桂枝
且曰反與豈可與大青龍使其大汗亡陽而
立脫乎可見更非也其餘諸解雖各不同鮮
有得其真實義理者嗚呼仲景之書難解如
是哉蓋標傷寒脉浮者風寒之邪也脉浮自
汗本是風傷衛因其裡虛其脉雖浮而邪已

入少陰少陰與太陽為表裡故也邪不在太陽故無發熱頭痛所謂陰症現陽脉與上條之發熱頭痛陽證現陰脉者相對待也邪入少陰少陰之脉上絡於心而外通膀胱故小便數而心煩風邪内擾也衛陽不固而自汗故微惡寒也寒為陰邪下先受之拘急經脉故脚攣急也仲景明明說出反與桂枝湯欲攻其表此反字極重之辞正指邪已入裡也奈何諸解全不体會乎既是少陰裡邪反與桂枝湯攻表而泄太陽津氣則少陰更虚故得之便厥而津氣走泄則咽干也少陰之邪

反隨姜桂而升從内逆上本心煩者更添躁而吐逆也此時若從少陰溫經散邪則更劫其陰若用補法則過其邪細思實難措手也仲景妙想天開止用干姜甘草二味溫助脾胃誠非常見所能測識蓋太陰行氣於三陰陽明行氣於三陽而以辛溫甘緩從脾胃以行陰陽之氣而助之則少陰之邪解散太陽津氣還復故可厥愈足溫再用甘芍湯滋養榮陰則經脉柔和而足伸也或有邪熱遺留使胃不和而發譫語者少少與胃承氣湯以甘苦鹹寒降而和之蓋胃以通降為順也如

此則表裡上下皆通泰而愈倘服桂枝而厥之時認作病重藥輕又重發其汗復加燒針是再誤三誤以致本元欲脫急用四逆湯主之先回其陽必繼以調補之藥也此條脉浮是太陽之變證故不入少陰篇其下本又有一條似後人附會而非仲景之文故不錄又柯韵伯因見此條用甘草干姜湯溫脾胃以救厥逆遂認為陽明傷寒敷衍其辭曲為解釋余按仲景云陽明病脉浮無汗而喘者發汗則愈宜麻黃湯則是陽明傷寒亦必無汗此條之自汗出非陽明傷寒可證矣若言其

邪先由太陽而傳陽明故有自汗者仲景云陽明病脉遲汗出多微惡寒者表未解也可發汗宜桂枝湯則是陽明表邪而惡寒自汗者原應用桂枝湯治之蓋陽明主肌肉桂枝湯本為解肌故也然則此條脉浮自汗出微惡寒若是陽明之邪與桂枝湯亦為合法何以言反與桂枝湯攻其表此誤也得之便厥乎豈是陽明傷寒之證而脚攣急亦非陽明所獨有之證以是反復推求未有合乎陽明之證者也余觀柯氏註仲景書雜內經旨似此朱紫混淆者不一而足許古所註少有是

者如許叔微方中行輩為註家之善者亦皆
非之而詈王叔和為尤甚竟不自知其非也
徐大椿曰傷寒脉浮自汗出小便數心煩微
惡寒俱似桂枝症也脚攣急者裡虛之象只
此一症就非桂枝症矣凡辨症必於獨異處
着眼又煩燥吐逆者有陽越之象若胃氣不
和讝語者留邪在中焦也
陳修園曰此與桂枝證相似但脚攣急不似
考少陰之脉斜走足心上股內後廉凡辨證
當於所同處得其所獨今據此攣急之一證
便知太陽之標熱合少陰之本熱為陰陽熱

化之病熱盛灼筋故脚攣急並可悟脉浮自汗小便数皆係熱證即有微恶寒一證亦可知表之恶寒漸微則裡之鬱熱漸盛其與桂枝證貌雖相似而實懸殊此一節言太陽標熱合少陰本熱之為病誤治而變症不一也

唐宗海曰柯韻伯將若字以下裁去言非此節原文不知仲景借賓定主欲人互勘而明也故用一若字推闡讀仲景書要在虛字着眼則知文法不差矣

此條傷寒論輯義第三十一條第一册淺註見卷一第十四頁金鑑見十一卷壞病篇

甘草乾姜湯方

甘草 炙四兩　乾姜 二兩炮黑

右二味以水三升煮取一升五合去滓分温再服

陳蔚曰誤服桂枝湯而厥其為熱厥無疑何以又用甘草乾姜辛而不知此方以甘草為主取大甘以化姜桂之辛熱乾姜為佐妙在炮黑變辛為苦合甘艸又能守中以復陽也論中乾姜俱生用而惟此方用炮須當切記或问亡陽由於辛熱今乾姜雖經炮帶些些苦味畢竟熱性尚存其義何居答曰此所谓感

以同氣則易入也子能知以大辛回陽主姜附而佐以膽尿之妙便知以大甘復陽主甘艸而佐以乾姜之神也推之殭蠶因風而死取之以治中風驢皮為火畜大動風火以伏流水之阿水造膠遂能降火而熄風皆古聖人操造化之微也仲景又以此湯治肺痿更為神妙後賢取治吐血蓋學古而大有所得也

呂震名曰按此方係因誤用桂枝陽越于上致有厥逆咽中乾燥躁吐逆讝語諸變特出此復陽救逆之法觀方中甘艸倍乾姜專在

其甘緩之性特微加乾姜為向導引陽還返於下並非資乾姜之辛熱以復陽也用者須識此意

周揚俊曰桂枝非冷藥也得之何以便厥也是症本風多寒少之證乃自汗以至攣急虛候種種盡屬陽衰可復攻其表乎遂一一顯無陽之裡證也而咽乾吐逆陰亦傷矣然中州大衰非細故也仲景作甘艸乾姜湯者正以甘温之應不致刼陰而陽自復豈非厥速而温亦易乎

王晉三曰甘草干姜湯桂枝甘艸湯同為辛

甘化陽而有分頭異治之道桂枝走表治太陽表虛干姜守中治少陰裡虛病雖在太陽而見少陰裡虛證當温中土制水寒以復其陽至於二方分兩亦各有别彼用桂枝四兩甘草二兩是辛勝於甘此用甘草四兩干姜二兩為甘勝於辛則能走表護陽甘勝則能守中復陽分兩之間其義精切如此

章楠曰按仲景用此方治腎虛厥逆故王晉三言少陰裡虛當温中土制水寒以復其陽柯韵伯因見此方温助脾胃遂誤認為陽明傷寒錯解仲景之旨是不及王晉三見到也

夫腎病而用脾胃之藥所謂隔二隔三之治
蓋因風寒初由太陽而入少陰原可以用姜
附乃誤從表治升散使邪反由內上逆而犯
脾胃嘔吐煩躁氣逆而厥故不能再用溫胃
而溫中土以制腎臟水寒之邪中宮和則陽
氣周行其厥愈也

芍藥甘草湯方

白芍藥（王氏無白字）　甘草（各四兩炙）

右二味以水三升煮取一升五合去滓分溫
再服

、柯琴曰問曰仲景每用桂附回陽此只用芍

藥乾姜者何曰斯正仲景治陽明之大法也太陽少陰從本從標其標在上其本在下其標在外其本在內所謂亡陽者亡腎中之陽也故用桂附之下行者回之從陰引陽也陽明居中故不從標本從乎中治所謂陽者胃陽也用甘草乾姜以回之從乎中也然太少之陽不易回回則諸症悉解陽明之陽雖易回回而諸症仍在變症又起故更作芍藥甘艸湯繼之少與調胃承氣和之是亦從乎中也此兩陽合明氣血俱多之部故不妨微寒之而微利之與他經亡陽之治不同此又用

陰和陽之法　桂枝辛甘走而不守即佐以芍藥亦能亡陽乾姜辛苦守而不走故君以甘草便能回陽以芍藥酸收之性協甘草之平降位同力均則直走陰分故脚攣可愈甘草乾姜得理中之半取其守中不須其補中芍藥甘草湯得桂枝之半用其和裡不許其攻表

周揚俊曰足既温矣其攣急者如故也夫諸寒皆傷於足經乃足之得邪而攣急者必由脾陰不足亦因肝不養筋於是以芍藥斂陰入肝甘草補脾益胃陽復之後又得益陰營

衛之正一復而脚有不伸者乎

呂震名曰按陽越於上既用甘草乾姜以復其陽而攣急未解明是津液不榮經脉但以芍藥甘草和之而脚即伸亦正所以救桂枝之逆也此法試之頗驗不可以其平易而忽之也

徐大椿曰此湯乃純陰之劑以復其陰也陰陽兩和而脚伸矣

陳蔚曰芍藥味苦甘草味甘苦甘合用有人参之氣味所以大補陰血血得補則筋有所養而舒安有拘攣之患哉時醫不知此理謂

一百十

為戊己湯以治腹痛有時生熟並用且云中和之劑可治百病凡病人素禀與中虛者服之無不增劇誠可痛恨

上二方辯義在三十一條中

、辯證象陽旦治之反劇亟宜陰旦救逆一法

問曰證象陽旦桉法治之而增劇厥逆咽中乾兩脛拘急而譫語師曰言夜半手足當溫兩脚當伸後如師言何以知此答曰寸口脉浮而大浮為風大為虛風則生微熱虛則兩脛攣病形象桂枝因加附子參其間增桂令汗出附子溫經亡陽故也厥逆咽中乾煩躁陽明內結譫語

煩亂更飲甘草乾姜湯夜半陽氣還兩足當熱脛尚微拘急重與芍藥甘草湯爾乃脛伸以承氣湯微溏則止其譫語故知病可愈

金鑑曰此設問答申明上條之義也桂枝證當用桂枝值時令溫熱或其人有熱用陽旦湯即桂枝湯加黃芩也值時令寒冷或其人有寒用陰旦湯即桂枝湯加乾姜也證象陽旦謂心煩似乎有熱也按法治之謂按法用陽旦湯也蓋心煩小便數咽中乾似乎陽旦而不審腳攣急微惡寒之證是陰寒也即以陽旦湯攻其表誤也所以增劇厥逆咽中乾

兩脛拘急譫語等壞證作也師言夜半手足當温兩脚當伸如其言者何也答曰診脉浮大則為風虚非寒虚也故此知用桂枝不足以治其寒而加附子温經即有陽明内結讝語煩亂等證渾不為意且更與甘草乾姜湯至夜半陽回足熱脛尚微拘急即與芍藥甘草湯以和其陰爾乃脛伸繼以承氣治其陽明内結故微溏而讝語止其病可愈矣是皆由於救之得法耳

徐大椿曰病證象桂枝句以下歷叙治效以明用藥之次第當如此蓋病證既多斷無一

方能治之理必先分證而施方而其先後之序又不可亂其前後截然相反者亦不得以錯雜為嫌隨機應變神妙無方而又規矩不亂故天下無不可愈之疾後人欲以一方治諸症又無一味中病之藥嗚呼難哉

銜詔曰此條說出許多無益之語吾不能曲為之解也

喻嘉言門人問曰證象陽旦成註謂是桂枝之別名方註謂陽以風言旦曉也似中風分曉以不啻中風故設難詳申其義一主藥一主證二家未知孰是答曰主藥則既名桂枝

云何別名陽旦是必一百一十三方方方皆有別名然後可主證則既似中風複云不啻中風果為何證且訓旦為曉尤為牽強不通二家於此等大關係處尚且昏昏後學安得不面牆耶夫仲景之圓機活法妙在陽旦陰旦二湯陽旦者天日晴煖以及春夏溫熱之稱也陰旦者風雨晦冥以及秋冬涼寒之稱也只一桂枝湯遇時令溫熱則加黃芩名陽旦湯遇時令涼寒則加桂名陰旦湯後世失傳紛紛謂桂枝不宜於春夏皆由不此義耳即如此證既象陽旦又云按法用之即是按

用桂枝加黄芩之法也所以病人得之便厥明明誤在黄芩助其陰寒若單服桂枝湯何至此耶故仲景即行陰旦之法以救其失觀增桂令汗出一語豈不昭昭耶陰旦不足更加附子温經即咽中乾陽明内結讝語煩亂渾不為意且重飲甘草乾姜湯以俟夜半陽回足熱後果如其言豈非先有所試乎惟黄芩入口而便厥未幾即以桂附乾姜尾其後固知其厥逆不久所以可斷云夜半手足當温況咽乾讝語熱證相錯其非重陰沍寒可知故纔得足温即便以和陰為務何其審哉

今與二三同調秖掌譚仲景當年治病機宜愧無旨酒滿浮大白耳

張璐曰陽旦者桂枝加黄芩之制本治冬温之的方也以其心煩小便數有似冬温而誤與之因其人陽氣素衰所以得湯便厥也此證既象陽旦又云按法治之即是按冬温之法也所以病人得之便厥明明誤在黄芩助其陰寒若單服桂枝何至是耶

程應旄曰此證之陽明内結淂之自汗出小便數主津液外越而焦之陰分更無陽以化氣也故陽回而結未破不妨少從胃實例下

去其燥

周揚俊曰前條悞在桂枝桂枝用而汗泄矣汗泄而陽去矣而陰亦耗矣用甘草乾姜復其陽也芍藥甘草救其陰也此條之悞在黄芩陽旦者桂枝湯加黄芩是也病似冬溫悞投寒藥則桂枝得芩雖不復汗出而病得黄芩則為厥更深故加逆也豈甘草乾姜足以療之乎故即桂枝湯加附子且增桂使之汗出須知此段汗出者非正法汗解之比也要使寒邪寒藥並驅退舍内之正氣得以外達則不求汗而汗自出耳不然豈前條不可汗

者今忽可汗耶寒氣既去治與前同仲景設為問答以明取效甚速主治無疑即內結讝語煩躁咽乾渾不介意者不但於證可必於脈更可必也申言此條而前條之意益了然矣

尤在涇曰此即前條之意而設為問答以明所以增劇及所以病愈之故然中間語意殊無倫次此豈後人之文耶昔人讀考工記謂不類於周官余於此條亦云成氏云陽旦桂枝湯別名

東洋櫟窻多紀先生案喻氏以陽旦湯為千

金方桂枝加黃芩之方魏氏汪氏錢氏輩引
数證辨其非以文繁不載于斯
又案柯氏注本闕此一條詳其文義似後人
所增柯氏刪之實有所見也
此條傷寒論輯義第三十二條
附千金方陽旦湯方 補
桂枝 三錢 芍藥 二錢酒焙 甘草 二錢炙
黃芩 三錢酒炒 生姜 三片 大棗 二枚擘
右六味水煎去滓温服無時日二三服本方
加乾姜名陰旦湯
張璐千金衍義曰陰旦者陰凝閉塞之象病

人中氣本虛而傷犯客邪表雖疼熱而內則虛寒故於桂枝湯中加乾姜黃芩分治本虛標熱則大氣布而胸次廓然如離照當空自然陰霾無著矣　陽旦者陽和敷布之象病人素禀偏陽而觸冒風氣裡不伏邪而外顯微熱故於陰旦湯中去乾姜之助陽但取黃芩以化熱陰陽各得其平而無偏勝之厄然在素禀陽虛之人誤投禍不旋踵觀太陽例中傷寒脉浮自汗出二條則知陽旦之関係非細夫脉浮自汗出風傷衛證也風為陽邪本當自汗以寒邪外閉不能透出半伏心胞

所以心煩微惡寒也小便數脚攣急又為陽虛藏伏少陰危證於中也此本營衛俱傷恐人見其脉浮自汗誤認風傷衛證故長沙特以傷寒二字貫之列首非但陽旦桂枝不可誤與即營衛俱傷之兼有少陰證者則大小青龍尤為切禁惟小建中湯為之合劑凡尺中微遲營氣不足血少之證總不出此然與陽旦祇增一味妙在膠飴之甘緩不得助桂作汗抑且實脾隄水與陽旦方中黃芩苦寒閉邪傷犯中州功過天淵誤服陽旦而厥逆咽乾兩勁拘急者則參附子於桂枝湯中增

桂令汗出以溫經復陽服後仍厥逆咽乾煩躁陽明內結譫語煩亂則桂附又難過與更作甘草乾姜以俟夜半陽回足溫而脛尚微拘急重與芍藥甘草湯爾乃脛伸復以承氣湯微溏止其譫語其間增劇變證多端總誤在黃芩一味所以百十三方此獨無預千金又取以治西北土厚氣勝素偏陽旺之人最為合轍其陰旦湯中復取乾姜配合黃芩以治本寒標熱之病又從甘草乾姜湯探入至於陽旦方後加附子加桂心總在挽回誤治增劇法世人但知桂枝湯加黃芩為陽旦湯

一百十一

不知方後增減皆陽旦之妙用也

此方千金方衍義卷九第十一冊三十七頁

火逆證第三

張璐曰治此者當救陰為主不必問其風

寒營衛也

、不解肌而以火劫汗傷陰致變壞證四法

太陽病中風以火劫發汗邪風被火熱血氣流溢失其常度兩陽相熏灼其身發黃陽盛則欲衄陰虛則小便難陰陽俱虛竭身体則枯燥但頭汗出劑頸而還腹滿微喘口乾咽爛或不大便久則讝語甚者至噦手足躁擾捻衣摸牀小

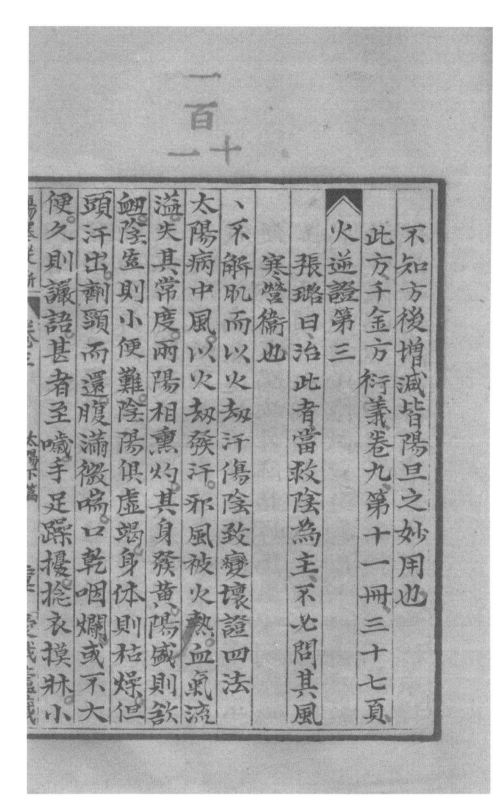

便利者其人可治

金鑑曰太陽病中風不以桂枝湯汗之而以火劫發汗故致生諸逆也風屬陽邪被火益熱故血氣流溢失其常度也以風火俱陽故曰兩陽熏灼熱蒸血瘀達于肌表故其身發黃也血為熱迫故上逆欲衄陰虛液竭故小便難陰陽虛竭故身体枯燥陽熱熏灼陰液上越故頭汗出劑頸而還也熱傳太陰故腹滿口燥熱傳少陰故口乾咽爛熱壅於胸故肺燥微喘熱壅於胃故不大便愈久則熱益深故噦逆譫語神明昏亂手足躁擾捻衣摸

脉之證見矣凡此諸壞證推求其源皆由邪火逆亂真陰立亡多不可治然或小便利者則陰氣尚在故猶為可治也可不慎之於始哉

成無已曰內經云諸脹腹大皆屬於熱腹滿微喘者熱氣內鬱也經云火氣內發上為口乾咽爛者火熱上熏也熱氣上而不下則大便不鞕若熱氣下入胃中消耗津液則大便鞕故云或不大便久則胃中燥熱必發譫語經云病深者其聲噦火氣太甚正氣逆亂故噦經云四肢者諸陽之本也陽盛則動故手

足躁擾捻衣摸牀也小便利者是陰未竭猶可治也

喻昌曰風陽也火亦陽也邪風更被火熱助之則血氣沸騰所以失其常度熱勢瀰漫所以蒸身為黄然陽邪盛於陽位者尚或可從衄解可從汗解至於陽邪深入陰分勢必劫盡精津所以劑頸以下不能得汗口乾咽爛肺焦喘促身体枯燥小便難大便秘手足躁擾噦逆讝妄乃是一團邪火内熾真陰頃刻立盡之象有非藥力所能勝者必其人小便尚利陰未盡傷始得以行驅陽救陰之治也

噫亦危矣　仲景以小便利一端辨真陰之亡與未亡最細蓋水出高源小便利則津液不枯肺氣不逆可知也腎以膀胱為府小便利則膀胱之氣化行腎水不枯可知也　此證陽邪挾火擾亂陰分而亡其陰與前二條亡陽證天淵懸絕觀陽盛欲衄身体枯燥諸句則知此證宜急驅其陽以存一線之陰不得泥陰陽俱虛竭一語而補其陽刼其陰也且頭汗為陽邪上壅不下通於陰所以劑頸以下不能得汗設見衄血則邪從衄解頭向且無汗矣設有汗則邪從汗解又不衄矣後

條火邪深入必圊血亦身体枯燥而不得汗設有汗便不圊血矣讀古人書全要會意豈有得汗仍衄血圊血之理哉

程應旄曰以上諸證莫非邪火逆亂真陰立亡之象推求其原一皆血氣流溢失其常度至於如此邪風被火熱之害可勝言哉此際欲治風而勢沸騰欲治火而風邪壅遏何從治之惟利小便一法如猪苓湯類可以導熱滲乾使小便得利則太陽之邪亦從膀胱為去路尚可治也倘利之而不利火無從出危矣

王肯堂曰津液未竭而猶可治也宜黃芩梔子栢皮湯衂黃芩湯小便難五苓散小便利津液未竭其不利者上乾下竭故名不治大柴胡湯承氣湯

陳修園曰此一節言火攻之危證也汪苓友云諸家注皆言小便自利夫上文既言小便難豈有病劇而反有自利之理必須用藥以探之其人小便利猶為可治之證如其不利治亦罔效矣此說亦通按探法豬苓湯可用或茵蔯蒿湯亦妙

柯琴曰太陽中風不以麻黃青龍發汗而以

火攻其汗則不須言風邪之患當知火邪之利害矣血得熱則流氣得熱則溢血氣不由常度而變猶生也風為陽邪火為陽毒所謂兩陽也兩陽相灼故即見兩陽合明之病身体枯燥身無汗也故身發黃頭汗至頸故但身黃而頭至頸不黃也首為元陽之會不枯燥是陽未虛竭有汗出是陰未虛竭此兩陽尚熏于形身而未內灼于藏府也此血氣流溢之輕者若其人陽素盛者因熏灼而傷血其鼻必衄其人陰素虛者因熏灼而傷津小便必難若其人陰陽之氣俱虛竭者胸滿而

喘口乾咽爛而死者有矣或胃實而譫語或手足躁擾而至於捻衣摸床者有矣皆氣血流溢失其常度故也小便利是反應小便難句凡傷寒之病以陽為主故最畏亡陽而火逆之病則以陰為主故最怕陰竭小便利者為可治是陰不虛津液未亡太陽膀胱之氣化猶在也陽盛陰虛是火一症之綱領陽盛則傷血陰虛則亡津又是傷寒一書之大綱領

、張蓋仙曰此證純陽無陰何得云陰陽俱虛竭是必後人有悞、圊音清溷也厠也章楠曰太陽中風而被火刼不能外解風挾火勢內攻且風火皆陽邪兩陽相熏灼津液被煎身体枯燥而無汗內經云胃中悍氣循咽上冲頭而外走空竅今邪閉於表經氣不通而胃中悍氣上蒸故頭汗出而劑頸以下無汗三焦水道不行鬱而發黃陽邪上盛則欲衄陰虛氣不化則小便難以是陰液陽津俱虛竭脾肺之氣不輸化則腹滿而喘邪熱上蒸口渴咽爛或不大便而邪久閉必發讝語甚者氣逆而噦心神無主手足躁擾捻衣摸床皆邪閉正敗之象也若小便利者腎氣

一百廿

未絕三焦猶通尚可救治否則必死也
此條傷寒論輯義第一百十八條第二冊
太陽病二日煩躁反熨其背而大汗出火熱入
胃胃中水竭躁煩必發讝語十餘日振慄自下
利者此為欲解也故其汗從腰以下不得汗欲
小便不得反嘔欲失溲足下惡風大便硬小便
當數而反不數及多大便已頭卓然而痛其人
足心必熱穀氣下流故也
、金鑑曰太陽病中風傷寒二日不躁今反躁
者是不得汗出而躁大青龍湯證也不以青
龍湯發汗反以火劫熨背逼汗大出火邪入

胃胃熱水竭則煩躁譫語所必發也十有餘
日邪正相持持久必爭爭必振慄作解然解
非汗出及下利邪無從解也若自下利此為
欲從裡解也若自汗出此為欲從表解也今
十餘日不自下利而有欲小便不得反嘔欲
失溲者是裡不解也不自汗出而下身無汗
足下惡風者是表不解也裡不解者大便必
鞕小便當數而反不數則知水留胃中久必
腸潤其久積之大便自應多下而解也及多
大便已雖小便不得諸病不解其頭卓然而
痛是裡解表未悉解也表未悉解者是因火

逼汗出而從腰以下不得汗乃上解而下未解也故有小便不得諸在下之病今雖裡解而其人頭卓然而痛者是表之餘邪上逆也足心必熱者裡之餘熱下流也穀氣者即胃氣也言胃中熱氣隨大便而下流也此病皆由妄行火劫致變難以拘定成規當診犯何逆隨證治之可也

喻昌曰此段文義隱奥從來註釋不得其解謹明之以暢尚論之懷蓋火邪入胃中十餘日不解忽振慄自下利者火邪從大腸下奔其候本為欲解然而不解者以從腰已下不

得汗邪雖下走終不外走故不解也上條從頸已下不得汗其勢重此從腰以下不得汗其勢稍輕足下惡風見陽邪但在下也小便不得見陽邪閉拒陰竅也與不得汗正同所以大便亦硬益見前之下利為火勢急奔火勢衰減則仍硬也反嘔者邪欲從上越也欲失溲者邪欲從前陰出也皆餘邪欲散之徵也胃火既減小便當數復不數則津液可回及至津液既潤則久積之大便必盡出矣大便出多則小便之當數者始數矣腸胃之間邪熱既散而不留則腰以下之得汗並可知

矣得汗則陰分之陽邪盡從外解然後身半以下之陰氣得上而反頭痛身半以上之陽氣得下而反足心熱欲愈之狀尚類病狀火邪助虐為何如哉

周揚俊曰太陽病二日反躁知陽邪重極不然何二日遽躁也兩句字約意該醫者不知表散反熨其背背為太陽部位火以濟火能不令如水流漓乎胃雖水穀之海既鬱熱邪復遭火邪遂致劫盡精液煩躁有加譫語無已使爾時明眼見此急以苦寒下之救其津液便如鑊湯爐炭沃以冰雪酷暑炎歊飲以

甘露豈不涣然盡解何至有以下種種危候
也乃遷延至十餘日火勢積久急奔大腸遂
下利而振慄火熱之狀反若外寒之狀乃云
此為欲解善讀聖人書者便可於此特出手
眼寒下無疑矣惟不經寒下則下利為自利
也火雖下走餘熱尚多故向來火邪欝悶胃
中者今得稍行而得發洩所以透出微汗但
火勢炎上從腰以下不得也既利且汗邪減
而正亦虧又何能得小便乎故欲字反字最
精見前此邪盛之日且不作小便想邪實於
内并不作嘔態至欲失溲三字形容小便不

得尤妙使津液不虧膀胱化行何至嘔而欲失溲耶足下惡風正氣餒也因邪退而知風也大便硬小便當數而反不數者言邪退有津回之理而津耗有難復之勢然必不久而多大便出也大便已何謂卓然頭痛乎諸陽上聚於首至此陽邪雖去陰血已却則頭痛為虛痛非陽邪上盛而痛之比觀卓然二字可見也其人正氣漸復足心必熱觀穀氣下流一語並知前日之惡風為陽虛矣然此必強壯之人故能經此種種危候文中不言脉理意可想倘遇素虛尺遲安能保其生乎

柯琴曰此指火逆之輕者言之太陽病經二日不汗出而煩躁此大青龍症也不知發汗而兼以清火而反以火熨其背背者太陽之部也太陽被火迫因轉屬陽明胃者陽明之府水穀之海也火邪入胃胃中水竭屎必燥硬煩躁不止譫語所由發也非調胃承氣下之胃氣絕矣十餘日句接大汗出來蓋其人雖大汗出而火熱未胃中胃家無恙譫語不發煩躁巳除至二候之後火氣巳衰陽氣微故振慄而解陰氣復故自利而解此陰陽自和而自愈者也故其汗至未是倒叙法釋未

利未解前症遡其因而究其由也言所以䏻自下利首何以故因其自汗出時從腰巳下不得汗夫腰巳下爲地地爲陰是火邪未陷入于陰位也二腸膀胱之液俱未傷也欲小便不得而反嘔欲失溲此非無小便也其津液在上焦欲還入胃中故也凡大便硬者小便當數而不多今小便反不數而反多此應前欲小便不得句正以明津液自還入胃中而下利之意也利是通利非瀉利之謂覌大便已可知矣頭爲諸陽之會卓然而痛者陰氣復則陽氣虛也足心必熱反應足下惡風

句前大汗出則風已去故自不惡風汗出不至足故足下惡風也今火氣下流故足心熱火氣下流則穀氣因之下流故大便自利也大便已頭疼可與小便已陰疼者參之歟小便不得反失溲小便當數反不數反多與上條小便難小便利俱是審其陰氣之虛不虛津液之竭不竭耳

舒詔曰太陽病二日反躁必其人胃有宿燥也法宜散表藥中兼除裡燥而治之也醫反熨其背而大汗出則胃液被奪燥愈動大熱因復入胃躁煩譫語真陰有立盡之象此時

宜急以救陰也若其人本氣強健過十餘日津液自回忽得振慄則表邪傳裡自下利則裡傳表而榮衛得通裡燥得下此為解也然必當日覺背時大汗出透遍身則今日邪解自當上下俱徹設腰已下不得汗則下焦之邪必不得解下邪閉甚故欲小便不得此時大便復閉亦可知矣反嘔欲失溲者邪氣上越下閉異竅故溲即欲失也足下惡風下邪未解之徵也凡大便硬者小便當數今為閉甚欲小便且不可得何得數耶又必更候其大便多出則腸胃清而裡燥去津液必當大回

經氣自得流通腰下之汗皆得出透而病方已其後之頭痛足熱者潰邪伏散以從升降而為去路也然亦胃陽流布之体徵故曰穀氣下流故也

尤在涇曰太陽病二日不應發躁而反躁者熱氣行於裡也是不可以火攻之而反熨其背汗出熱入胃乾水竭為躁煩為譫語勢所必至者至十餘日火氣漸衰陰氣復生忽振慄自下利者陽得陰而和也故曰欲解因原其未得利時其人從腰以下無汗欲小便不得者陽不下通于陰也反嘔者陽邪上逆也

欲失洩足下惡風者陽上逆足下無氣也大便硬津液不下行也諸皆陽氣上盛升而不降之故及至津液入胃大便得行於是陽氣暴降而痛反痛穀氣得下而足心熱則其腹下有汗小便得行可知其不嘔不失洩又可知矣

陳脩園曰此章凡十一節皆言火攻之誤以明太陽為諸陽主氣陽為火不可以火攻之也即不用火而羌獨荊防姜附桂柴之類皆是也

章楠曰太陽病者統風寒而言也二日煩躁

邪欲入裡不從表解反熨其背邪火內攻津氣外越而大汗出汗由胃中水液所化故胃中水竭而煩躁邪火攝心而譫語延至十餘日振慄者邪正相爭正勝邪却而自下利者邪隨利泄為欲解也故其汗云云至終皆申說未振慄以前之證狀也蓋火性炎上當其大熱入胃表裡之氣皆上逆身半以上天氣主之天氣不降故從腰以下不得汗是上部有大汗下部無汗而邪閉故足下惡風膀胱不通而不得小便氣不降則上逆而嘔小溲反欲遺失者因嘔而震動下焦不能收攝也

凡大便硬者水液外走小便必數而反不數者胃中水竭故也及水液歸府而大出多即上文之自下利也至於表裡之氣始通而其欝熱上冲頭卓然如錐刺之痛其足心必熱者邪又隨胃中穀氣下注也如是而病方愈亦幸其人本元強而不死耳

汪琥曰按郭白雲云火氣入胃胃中枯燥用白虎加人參湯小便不利者當用五苓散其大便硬者用調胃承氣湯於諸證未生時必須先去火邪宜救逆湯愚以五苓散斷不可用此係胃中水竭津液燥故也其用調胃承

湯不若麻仁丸代之

此條傷寒論輯義第一百十七條第二冊

太陽病以火熏之不得汗其人必躁到經不解必圊血名為火邪

金鑑曰火熏古刼汗也即今火炕温覆取汗之法太陽病以火熏之不得汗其人必内熱躁甚陰液愈傷陽不得陰無從化汗故反致不解也其火襲入陰中傷其陰絡迫血下行故必圊血也命曰火邪示人以當治火邪不必治圊血也

方有執曰躁手足疾動也到猶言反也謂徒

躁擾而反不得解也汗為血之液血得熱則行火性大熱既不得汗則血必橫溢所以必圊血也

程應旄曰太陽病以火熏之取汗竟不得汗其液之素少可知蓋陽不得陰則無從化汗也陰虛被火熱無從出故其人躁擾不寧也

舒詔曰火邪迫血皆無汗而致若有汗陽邪有其出路矣自無迫血之事也上條血從上逆者風傷衛也且風為陽邪其性上行故欲衄此條下趨陰竅者是寒傷營也寒性下行故便血也

喻昌曰火邪入胃胃中水液多者必奔迫下
利其漸解悉如上條矣若胃中津液素乏之
人復受火邪則漫無可禦必加躁擾不寧由
是深入血室而圊血也蓋陽邪不從汗解得
以襲入陰中動其陰血倘陽邪不盡其圊血
必無止期故申之曰名為火邪示人以治火
邪而不治其血也
柯琴曰首條以火劫發汗而衄血是陽邪盛
于陽位故在未過經時此條以火熏不得汗
而圊血是陽邪下陷入陰分故在過經不解
時次條大汗出後十餘日振慄下利而解此

條不得汗過經圊血而猶不解可知刼汗而得汗者其患速不得汗者其患遲名為火邪則但治其火而不慮其前此之風寒矣

尤在涇曰此火邪迫血而血下行者也太陽表病用火熏之而不得汗則邪無從出熱氣內攻必發躁也六日傳經盡至七日則病當解若不解火邪迫血下走腸間則必圊血即便血也

章楠曰邪在表以火熏之反使裡走不得汗其熱內擾必躁也邪又遞過一經而不解熱深傷血必圊血也

一百十四

陳脩園曰太陽病法在發汗然太陽之汗從下交血液而生若以火熏之則血液傷而不得汗下焦血液生之於腎腎傷其人必躁如經氣已週七日之數復到於太陽之經而不汗解其火邪下攻則必清血內經曰陰絡傷則便血此因火所致名為火邪

此條輯義第一百二十一條第二冊

微數之脉慎不可灸因火為邪則為煩逆追虛逐實血散脉中火氣雖微內攻有力焦骨傷筋血難復也

金鑑曰微數之脉乃陰虛血少之證斷不可

灸若誤灸之艾火內攻為煩為逆煩者陰為陽擾也逆者追虛逐實也陰本虛而加以火則愈虛是為追虛陽本實而加以火則愈實是為逐實然血已耗散脉中艾火之氣雖微而內攻有力矣故致焦骨傷筋血難復也

喻昌曰脉微而數陰虛多熱之徵也此而灸之則虛者愈虛熱者愈熱不至傷殘不止矣凡病皆然不獨傷寒宜戒也鍼灸家亦識此義否

程應旄曰若血少陰虛之人脉見微數尤不可灸以血主濡之主潤筋骨也若失其所濡

則火之所至其骨必焦其筋必損內傷其陰未有不流散於經脉者也

陳修園曰此言火邪之逆於中也虛熱之人以火攻散其脉中之血則難復也愚按速用芍藥甘草湯可救十中之一二

周揚俊曰傷寒陽證中仲景從無用火劫法此云微數之脉慎不可灸豈脉之不微數者便可灸耶見陰虛之人不可復耗其血讀者不可以悞乎

章楠曰微數之脉微者榮血虛數者經氣熱灸之以熱助熱必心煩氣逆是追逼其血虛

一百十五

而隨逐其熱實也血被追逼散於脉中而不濡潤筋骨艾火之氣雖似微小而内攻有力必致焦骨傷筋其血耗散难以復生則成勞損矣

汪琥曰今依程氏注定擇張介賓滌陰諸方而用之也

此條傷寒論輯義第一百二十三條

、不解肌而用燒針取汗寒入核起灸核止變一法

燒鍼令其汗鍼處被寒核起而赤者必發奔豚氣從少腹上衝心者灸其核上各一壯與桂枝

加桂湯更加桂二兩

金鑑曰燒鍼取汗亦是汗法但鍼處宜避寒若不謹慎外被寒襲火欝脉中血不流行必結腫核赤起矣且温鍼之火發為赤核又被寒侵故不但不解反召陰邪盖加鍼之時心既被驚所以腎陰乘心之虛上凌心陽而發奔豚也奔豚者腎陰邪也其狀氣從少腹上衝於心也先灸核上各一壯者外去寒邪繼與桂枝加桂湯更加桂者内伐腎邪也

方有執曰燒鍼者鍼性寒故必先燒使之温而後可用也被寒言寒邪從鍼穴反得又入

也核謂鍼穴處肉變紅腫高起如核也奔豚腎之積名也氣從少腹上衝心奔豚證發作之狀也蓋人之素有腎積者因鍼穴處得入之其積遂發則氣自少腹上逆而沖心狀若奔豚也灸其核所以散其寒也與桂枝湯者解其欲自解之肌也加桂者桂走陰而能伐腎邪故用之以泄奔豚之氣也然所加者桂也非枝也方出增補故云成五兩云耳

周揚俊曰即其人素有腎邪而鍼處受寒與腎何以而發奔豚蓋太陽與少陰表裡也

尤在涇曰燒鍼發其汗於是心氣因汗而內

虛腎氣乘寒而上逆則發為奔豚氣從少腹上衝心也灸其核上以杜再入之邪與桂枝加桂以泄上逆之氣

喻昌曰奔豚者腎邪也腎邪一動勢必自少腹上逆而衝心狀若豕突以北方亥位屬猪故也北方腎邪惟桂能伐之所以用桂三倍加入桂枝湯中外解風邪內泄陰氣也凡發表誤入寒藥服後反加壯熱肌膚起赤塊畏寒腹痛氣逆而喘者或汗時蓋覆未週被風寒復侵紅腫喘逆其證同者用此法良驗一婦病外感服表藥後忽面若裝朱散髮呌喘

雙手上揚余知其腹作奔豚也用此方頃之即定

舒詔曰難經云腎之積曰奔豚屬腎矣方用桂枝加桂湯不合也且既為陰邪上逆從少腹衝心悖亂已極豈可更用桂枝之升散以重耗其陽而愈動其陰乎仲景必無此法偶與閔公景陸設醫曰昨見一壯盛少年少腹痛以漸上攻而至心下醫者用桂枝加桂湯四劑則魄汗厥逆而死此誤矣證乃中寒宜主吳茱萸四逆湯驅陰降逆跡庸之輩謬據奔豚法倣桂枝加桂湯意用之以殺之耳子

聞而爽然曰先生高識是以釋我疑而破天下後世之惑也今而後益知奔豚之法不可從也燒鍼者溫經以禦陰也腎邪當不致竊發矣且核起而赤者尚在軀殼之表曷爲必發奔豚也此必後人之悞

章楠曰針處被寒閉其經穴而核起太陽之邪不得外泄内遏腎臟水寒之氣必致上冲於心如豚之奔突以太陽經脉絡腎寒邪由表犯裡也先灸核上通陽散寒再服桂枝加桂湯平腎邪而調營衛則表裡通和邪解而愈相傳方中或加桂枝或加肉桂若平腎邪

宜加肉桂如解太陽之邪宜加桂枝也

魏荔彤曰燒鍼令汗其人陰必素虛則火易入其人陽必素虛則汗易出陽愈虛矣其虛者以陽性浮而易升於上故陰得動于下于是乘針孔風寒一入起核發赤而腎家陰邪從少腹上冲心寒水之勢直犯天君如豚忽奔豈不危哉崇明何氏云奔豚一症乃寒邪從針孔入風邪不能外出直犯太陽本府引動腎中素有陰寒因發而上冲亦似有理

此條傷寒論輯義第一百廿五條△此條與前六十六條同參△內經拾遺方論有奔豚

症附方當參考

桂枝加桂湯方

桂枝五兩　芍藥三兩　生姜三兩切

甘草二兩炙　大棗十二枚劈

右五味以水七升煮取三升去滓溫服一升本云桂枝湯今加桂滿五兩所以加桂者以能泄奔豚氣也

徐彬曰此乃太陽風邪因燒針令汗復感於寒邪從太陽之府膀胱襲入相合之腎藏而作奔豚故仍從太陽之例用桂枝全方倍加桂者以內瀉陰氣兼驅外邪也金鑑抄出

呂震名曰桂枝湯治太陽中風乃兩和營衛之聖藥今照原方加桂便另立湯名主治之病迥然不同可見先聖方法之嚴即分兩亦不可苟也此方加桂或作桂枝外另加肉桂但有成五兩三字當仍屬桂枝且此證本因太陽病誤治所致重用桂枝正以一物而全收安內攘外之功按奔豚乃少陰腎水淩心之證何以主用桂枝太陽之方蓋太陽爲諸陽主氣而行太陽之令者心主是也太陽傷寒裡應發汗汗爲心之液全賴心主之一點真陽以化氣而逐邪誤用溫鍼則寒邪不外

出而内入内入則擾動心營心陽受寒邪所迫君主孤危腎水得而乘之矣核起而赤心陽不能内固色已外見從少腹上衝心水邪上逆真火將没其撲滅故亟灸核上先使温經而復陽而方中重用桂枝者以桂枝能直入營分扶陽化氣得此重兵以建赤幟則君主得自振拔而腎水自降泄此補南一舉兩得此為制勝之師

徐大椿曰重加桂枝不特禦寒且制腎氣又藥味重則能達下凡奔豚症此方可增減用之

柯琴曰燒鍼令其汗鍼處被寒核起而赤者必發奔豚氣從少腹上冲心者先灸其核上各一壯乃與此湯寒氣外束火邪不散發爲赤核是將作奔豚之兆也從少腹上冲心是奔豚已發之象也此因當汗不發汗陽氣不舒陰氣上逆必灸其核以散寒仍用桂枝以解外更加桂者補心氣以益火之陽而陰自平也六十六條發汗後臍下悸是水邪乘陽虛而犯心故君茯苓以清水之源此表寒未解而少腹上冲是水邪挾陰氣以凌心故加肉桂以温水之主前症已在裡而奔豚未發

一百十六

此症尚在表而奔豚已發故治有不同桂枝不足以勝風先刺風池風府復與桂枝以祛風燒針不足以散寒先灸其核與桂枝加桂以散寒皆內外夾攻法又先治其外後治其內之理也桂枝加芍藥治陽邪下陷桂枝更加桂治陰邪上攻只在一味中加分兩不於本方外求他味不即不離之妙如此

、此方傷寒論輯義在一百廿五條

、勞力傷寒不宜被火若脉浮者宜微汗和表設見數疾當兼分利滲泄一法

形作傷寒其脉不弦緊而弱弱者必渴被火者

必讝語弱者發熱脉浮解之當汗出愈
金鑑曰三弱字當俱是数字若是弱字熱從何有不但文義不屬且論中並無此說形作傷寒者言其病形作傷寒之狀也但其脉不弦緊而数数者熱也脉浮数熱在表太陽證也沉数熱在裡陽明證也数脉為熱熱入陽明故必口渴若被火劫其熱更甚故必譫語脉数之病雖皆發熱然其施治不無別焉若脉浮数發熱解之當以汗汗出可愈宜大青龍湯脉沉数發熱解之當以下下之可愈宜調胃承氣湯若脉数無表裡證惟發熱而渴

譫語者不可汗下宜白虎湯黄連解毒湯清之可也

方有執曰形作傷寒猶曰似傷寒不弦緊謂非傷寒也弱即風性柔緩之謂譫語者火甚則土燥也弱者發熱蓋引素問諸弱發熱以明必渴也

周揚俊曰形作傷寒當與藏無他病參看無他病者言無他病而止言外感也形作傷寒者言畏寒而實内傷也脉不弦緊而弱則非外感可知矣弱者必渴營行脉中營氣素盛津液必少更可知矣何至以火刼之乎火氣内

入奪其氣血亂其神明遂令譫語身寒變熱脉弱變浮非火之為害耶仲景恐人以譫語而疑為陽明内實之譫語也故示人以汗解要當於養營藥中行升陽散火之法耳

張璐曰形作傷寒東垣所謂勞力感寒是也以其人本虛故脉不弦緊而弱渴者津液本少不能勝邪也被火者譫語火氣傷陰陽神悖亂也弱者發熱更傷陰血也被火後脉不數疾而反浮知邪未入裡猶宜微汗以和表則火邪亦得外散矣設見數疾當兼分利滲具見言外

許叔微曰此乃夾虛傷寒症也脉弱者陰不足陽氣陷于陰分故必渴渴者液虛故也

尤在涇曰形作傷寒其脉當弦緊而反弱為病實而正虛也脉弱為陰不足而邪氣乘之生熱損陰則必發渴乃更以火劫汗兩熱相合胃中燥煩汗必不出而譫語立至矣若發熱脉浮則邪欲出表陰氣雖虛可觧之使從汗而愈如下條桂枝二越婢一等法若脉不浮則邪熱內擾將救陰之不暇而可更取其汗耶

章楠曰此又申明無陽不能作汗之義也形

作傷寒者有傷寒之表證也傷寒之脉當弦緊今不弦緊而弱弱者指下無力以陽氣虛也陽虛不能生津故必渴即前桂枝二麻黃一湯症脉微弱為無陽也津液本虛又被火刼則胃汁乾而神亂必致讝語也脉弱不能作汗則發熱由津液不足豈可以形作傷寒而用火攻乎其脉浮邪仍在表故當汗出而愈似亦宜桂枝越脾之法也因其有弱者必渴弱者發熱兩句歷來有解作溫病者若溫病之渴內熱盛也脉必洪滑如更加外邪必兼數矣豈有脉弱之理乎仲景特標形作傷

寒謂寒邪在表胃陽不振故脉弱陽虛不能生津故渴津虛邪閉故發熱也是爲傷寒挾虛之證豈可解作溫病有餘之證乎此太陽中風傷寒之變證

程應旄曰此條與桂枝二越婢一一條同有弱脉只從不弦緊與微字分汗劑之輕重陰脉之弱煩躁而不渴自可溫此之微弱即不煩躁而反渴不可溫被火者必讝語其驗也陰脉之弱亦令人形作傷寒却不發熱此之弱則發熱所以然者陰脉之弱者微此之弱者脉浮故也解之當汗出愈以大青龍湯有

石羔滌熱故云解之復有麻黃湯發汗故云當汗出愈前條出方此條出治亦互文也亦以見大青龍之為解劑而不同桂枝麻黃之汗劑也或曰此條仲景既未明言從前又無人指出子何所據而强作解事余曰只據本文云解之當汗出愈必非不用表藥可知條中形作傷寒豈非麻黃湯證乎而脉弱可用麻黃湯否脉不弦緊而弱豈非桂枝脉乎而形作傷寒可用桂枝湯否無已則桂枝麻黃各半湯為宜矣而條中有一渴字可純用桂麻辛熱之品以重奪其津液否况弱脉不渴

者多矣而於渴上着一必字渴證可用辛熱發散者惟小青龍湯中有之然已先標一語曰心下有水氣故一條則曰或渴一條則曰發熱不渴服後已渴者此寒去欲解也明其為水氣作渴與煩熱之渴無干故辛熱可愈也若此條之兄渴者即不欲用大青龍舍大青龍其誰歸哉

、陳脩園曰此條仲景不出方程郊倩擬用大青龍湯未免太過余註擬用桂枝湯然於必渴二字亦扣不著今擬小柴胡湯去半夏加天花粉仍與桂枝湯合半用溫服覆取微汗

校按此一節言脉弱者亦不可以火攻也
東洋櫟窻多紀先生案此條難解方氏汪氏
以弱為風脉張氏周氏志聰錫駒並云東垣
所謂內傷發熱者汪氏程氏乃為大青龍湯
證以上數說未有明據
柯琴曰形作傷寒見惡寒体痛厥逆脉當弦
緊而反浮弱其本虛可知此東垣所云勞倦
內傷症也夫脉弱者陰不足陽氣陷於陰分
必渴渴者液虛故也若以惡寒而用火攻津
液亡必胃實而譫語然脉雖弱而發熱身痛
不休宜消息和解其外諒非麻黃所宜必桂

一百七十

枝湯啜熱稀粥汗出則愈矣此為夾虛傷寒之症

此條傷寒論輯義第一百二十條

辨寒傷營之證當汗不汗反行鍼灸致變二法

太陽傷寒者加溫鍼必驚也

金鑑曰太陽傷寒加溫鍼必驚者謂病傷寒之人卒然加以溫鍼其心畏而必驚也非溫鍼之後必生驚病也

喻昌曰溫鍼欲以攻寒孰知鍼用火溫營血得之反增其熱營氣通於心引熱邪以內逼

神明必致驚惶而神亂也

柯琴曰溫鍼者即燒鍼之令其溫耳寒在形軀而用溫鍼刺之寒氣内追于心故振驚也

尤在涇曰寒邪在表不以汗解而以溫鍼心虛熱入必作驚也成氏曰溫鍼損營血而動心氣

章楠曰太陽傷寒邪閉榮衛陽氣已鬱用藥發汗則外解而陽伸妄用溫針不能解表反使火氣入營内擾於心則必驚甚則狂也

陳脩園曰太陽傷寒者若在經脉當用針刺若在表在肌則宜發汗宜解肌不宜針刺矣

一百十八

若加温針傷其經脉則經脉之神氣外浮故必驚也即内經所謂起居如驚神氣乃浮是也按張令韶云自以上十一節歷言火攻之害今人於傷寒病動輙便灸草菅人命可勝悼哉受業薛步雲按火刧發汗今人少用此法而荆防羌獨姜桂芎芷蒼橘之類服後温覆逼汗皆犯火刧之禁讀仲景書宜活看不可死板

此條傷寒論輯義第一百廿七條

脉浮宜以汗解用火灸之邪無從出因火而盛病從腰以下必重而痺名火逆也

金鑑曰脉浮表邪宜以汗解誤用火灸傷其血液不能作汗反令表邪無所從出以致邪因火盛外不焦骨傷筋内不吐衄圊血而病腰以重痺者必其人素有濕邪在下故從濕化也重者著也重著不移也然不以痺名者以非風寒濕之痺乃因火逆不相交通故名火逆也

方有執曰痺濕病也因火逆治火邪夾陽邪而上逆陽不下通陰不用事火不行而水不得泄故濕著下體著而不移而重痺也

程應旄曰脉浮在表汗解為宜矣因火灸之

不能得汗則邪無出路因火而盛即不焦骨傷筋而火阻其邪陰氣漸竭下焦乃榮血所治榮氣竭而不運必重著而為痺名曰火逆亦人欲治其痺宜先治其火也又曰痺症屬陰濕居多此亦陰氣盛於下体由火炙而汗無從出之故因以火逆一字推原之

章楠曰脉浮邪在表宜以發汗而解用火炙之外邪反閉而無出路因火助邪而更盛以其外閉而經脉不得升降周流故腰以下重墜而氣痺是名火逆也

喻昌曰外邪挾火勢上攻必不下通陰分故

一百九十

重而痺也

周揚俊曰仲景於此不言證然上衝則必躁妄不甯下重則必陰凝作痛

此條傷寒論輯義第一百廿四條

青龍項中火迫亡陽用桂枝湯加減救逆一法

傷寒脉浮醫以火迫刦之亡陽必驚狂起卧不安者桂枝去芍藥加蜀漆龍骨牡蠣救逆湯主之

金鑑曰傷寒脉浮醫不用麻桂之藥而以火刦取汗汗過亡陽故見驚狂起卧不安之證

蓋由火刦之誤熱氣從心且大脫津液神明失倚也然不用附子四逆輩者以其為火刦亡陽也宜以桂枝湯去芍藥加蜀漆龍骨牡蠣救逆湯主之去芍藥者恐其陰性遲滯兼制桂枝不能迅走其外反失救急之旨況既加龍蠣之固脫亦不須芍藥之酸收也蜀漆氣寒味苦寒能勝熱苦能降逆火邪錯逆在所必需也

喻昌曰此條文義甚明後人不識作者之意雖有良法而不能用茲特闡之篇中誤服大青龍湯厥逆筋惕肉瞤而亡陽者乃汗多所

致故用真武救之此以火迫刦而亡陽者乃方寸元陽之神被火迫刦而飛騰散亂故驚狂起卧不安有如此者少緩須臾駟馬莫追神丹莫挽矣故用此湯救之桂枝湯中除去芍藥人皆不知其故或謂惡其酸收非也夫神散正欲其收何為見惡耶設不宜於芍藥之酸又何宜於龍骨牡蠣之濇耶學者於此等處當猛下一參透此一關勝讀方書千卷蓋陽神散亂當求之於陽桂枝湯陽藥也然必去芍藥之陰重始得疾趨以達於陽位既達陽位矣其神之驚狂者漫難安定再加蜀

漆為之主統則神可賴之以攸甯矣緣蜀漆之性最急丹溪謂其能飛補是也更加龍骨壯蠣有形之骨屬為之舟楫以載神而返其宅亦以重而鎮怯濇以固脫之外行其妙用如是而後天君復辟聿追晉重耳越勾踐返國之良圖矣仲景製方豈易識哉

章楠曰傷寒脉浮其邪在表應以麻桂發汗妄用火迫刼之亡其陽津外既不解火邪内攻肝風動而驚心火亂則狂肝藏魂心藏神神魂不甯則起卧不安也故以桂枝湯去芍藥之酸斂加蜀漆清膈上痰涎龍骨牡蠣攝

心肝之氣以止驚狂而龍牡皆純滯仍藉桂枝之輕揚色赤入心者爲使佐甘草姜棗和中調營衛合桂枝以去餘邪其陰陽之氣乖逆故名救逆湯

尤在涇曰陽者心之陽即神明也亡陽者火氣通於心神被火迫而不守此與發汗亡陽者不同發汗者揺其精則厥逆筋惕肉瞤故當用四逆被火者動其神則驚狂起卧不安故當用龍牡其去芍藥者蓋欲以甘草急復心陽而不須酸味更益營氣也與發汗後其人叉手自冒心心下悸欲得按者用桂枝甘

草湯同意蜀漆即常山苗味辛能去胸中邪結氣此證火氣内迫心胞故須之以逐邪而安正耳

程郊倩曰去芍是照顧及傷寒處陽雖亡而營分之寒終未解芍藥嫌其斂營故去之

舒詔曰亡陽二字恐悞上篇以火刦而致變者皆爲亡陰但頭汗出劑頸而還其不得汗顯然矣本條之芍藥去者其爲無汗之故更顯然矣篇中悞服大青龍而亡陽者乃爲汗多所致此皆爲無汗而致豈有無汗而亡陽之理哉若有汗火邪有其出路矣何至内逼

心君而亂神明耶惟其無汗邪無從出搏入血分結而不散觸心而驚亂神而狂卧起不安者陰被擾而無窜無可奈何之象也用此湯以救其逆者是驅其邪而安其神也

柯琴曰傷寒者寒傷君主之陽也以火迫劫汗并亡離中之陰此為火逆矣妄汗亡陰而曰亡陽者心為陽中之太陽故心之液為陽之汗也驚狂者神明擾亂也陰不藏精驚發於內陽不能固狂發於外起卧不安者起則狂卧則驚也凡發熱自汗者是心液不收桂枝方用芍藥是酸以收之也此因迫汗津液

既亡無液可斂故去芍藥加龍骨者取其醎以補心重以鎮怯濇以固脱故曰救逆也且去芍藥之酸則肝家得辛甘之補加牡蠣之醎腎家有既濟之力此虛則補母之法又五行承制之妙理也蜀漆不見本草未詳何物諸云常山苗則謬

徐大椿曰此與少陰汗出之亡陽迥别蓋少陰之亡陽乃亡陰中之陽故用四逆輩回其陽於腎中今乃以火逼汗亡其陽中之陽故用安神之品鎮其陽於心中各有至理不可易也去芍藥因陽虛不復助陰也蜀漆去心

腹邪積龍骨牡蠣治驚癇熱氣
陳修園曰此條傷寒火刼其汗證見亡陽唯俟陽之自復故以此湯從手厥陰以復之凡亡陰中之陽必用附子以救之此亡陰中之陽因火迫刼又非附子之所宜此一節為火逆出其方也當知手厥陰證之專方非火逆通用之方也但汪苓友疑亡陽證恐不能勝蜀漆之暴悍柯韻伯疑當時另有蜀漆非常山苗也愚每以茯苓代之熱盛者以白薇代之
此條傷寒論輯義第一百十九條

桂枝去芍藥加蜀漆牡蠣龍骨救逆湯方

桂枝三兩 甘草二兩炙 生姜三兩切

大棗十二枚 牡蠣五兩熬 蜀漆三兩洗去腥

龍骨四兩

右七味以水一斗二升先煮蜀漆減二升內諸藥煮取三升去滓温服一升本云桂枝湯今去芍藥加蜀漆牡蠣龍骨

錫詔曰此方用蜀漆散行血分以破其堅結用牡蠣之鹹以下其水寒以瀉其熱則龍骨載還心神而安魂定驚其桂枝甘草生姜大棗通調肌表而行津液使週漐漐有汗則邪

隨汗散陰以漸復驚狂定而起卧俱安矣但蜀漆人所罕用不若方中竟去蜀漆加之以紅花蘇木硃砂三味甚為平穩可用之而無虞　再按牡蠣澤瀉散中之蜀漆乃常山苗與此不同常山苗走氣分行水以為火邪搏入血分故用走血之藥非常山苗不可不知

王晉三曰火迫心經之陽非酸收可安故去芍藥而用龍牡鎮攝藉桂枝蜀漆疾趨陽位以救卒然散亂之神明故先煮蜀漆使其飛騰劫去陽分之瘧弃賴其性急引領龍牡從陽鎮驚固脫方寸無主難緩須臾故曰救逆

鄒澍學曰其加蜀漆也成無已謂是山澤通氣取以洩陽熱之氣方中行謂是散火邪之錯逆張隱庵謂是從陰達陽以清火熱魏念庭謂去芍藥加此爲奏迅疾之效黄元御謂是吐瘀腐而療狂尤在涇謂是去胸中邪結氣徐五成謂是辛散火邪喻嘉言程郊倩并不解及於此愚按洩熱正須芍藥辛散豈無生姜通陽豈無桂枝惟吐腐去結庶爲近理然同一火逆也下條曰火逆下之因燒鍼煩躁者桂枝甘草龍骨牡蠣湯主之夫吐之與下必吐傷甚而下差緩與其吐之而仍治以

一百二十

桂枝甘草龍骨牡蠣何如下後亦不過用之，此愈乎。曰，脉浮熱甚反灸之，此為實，實以虛治，因火而動，必咽燥唾血，可見脉浮被火應至吐血，今更吐之，是速其血耳。矧千金外臺兩書非瘦非瘧不用是物，則是方之有舛訛無疑，故愚不敢強為附會云。本經疏證摘出

此方傷寒論輯義在一百十九條

、青龍項中火逆煩躁用桂枝甘草龍骨牡蠣湯一法

火逆下之，因燒鍼煩躁者，桂枝甘草龍骨牡蠣湯主之

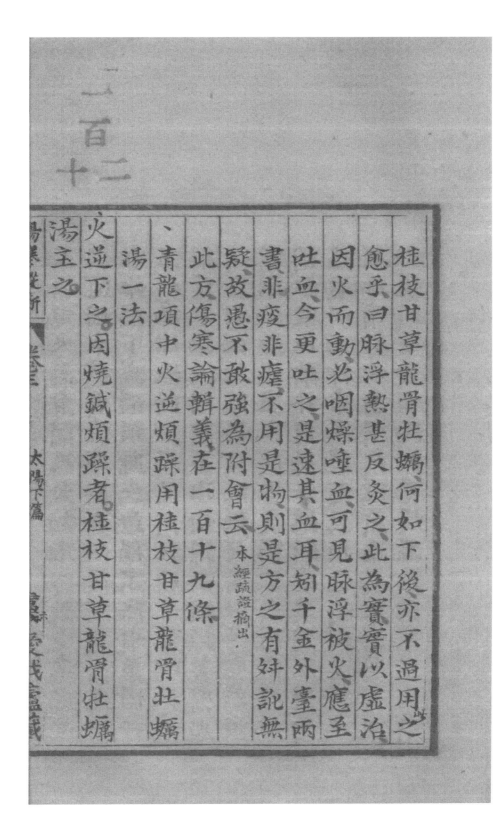

金鑑曰火逆者謂凡火劫取汗致逆者也此火逆因火鍼也燒鍼刼汗而復下之火逆之邪雖因下減而煩躁一證獨不除者蓋因汗下大傷津液而然也故用桂枝甘草以救表龍骨牡蠣以固中不治煩躁而煩躁自愈也

喻昌曰此證誤而又誤雖無驚狂等變然煩躁則外邪未盡之候亦真陽欲亡之機故但用桂枝以解外龍骨牡蠣以安其內不用蜀漆者以元神未至飛越無取急迫以滋擾也

程郊倩曰火逆下之裡氣虛矣不治其虛更加燒針自致亡陽但見煩躁證而不盡如前

條之譫狂起卧不安者由熱勢之緩急有殊故前方之加減稍異總不容煩躁之以假亂真也

舒詔曰此證曰火逆而陰被傷也下之無益乃因又燒針復傷其但見煩躁而非譫妄喧嘁者此故只須桂甘以調和其外龍骨牡蠣以鎮安其內然不可不重用生地以養其陰也高明以為然否

徐大椿曰更誤治下之虛其陰燒針又益其陽則胸中益煩燥不寧矣

柯琴曰此桂枝壞病也三番誤治陰陽俱虛

竭矣煩躁者驚狂之漸起卧不安之象也急用此方以安神救逆

程郊倩曰火逆下之陰虛而陽邪上擾故易煩躁

尤在涇曰火逆復下已誤復誤又加燒針火氣内迫心陽内傷則生煩躁桂枝甘草以復心陽之氣牡蠣龍骨以安煩亂之神此與上條參看更明

陳修園曰此條為火逆煩躁者立交通心腎之方也今人不用燒針而每有火逆之症者炮姜桂附荊防羌獨之類逼其逆也

章楠曰以桂枝甘草補心脾之氣龍骨牡蠣鎮攝心肝散越之陽則神魂安而煩躁止也或問火逆下之津液皆傷何以不用養陰之法余曰其表裡陰陽之氣俱已乖逆若用陰柔之藥反使鬱滯不和更變他證故以味薄氣清者先收散亂之陽調和而鎮攝之氣和則津液自生此仲景之用法精妙非常見所能及也

呂震名曰此證較上條稍輕以元陽尚未至飛越故無取蜀漆迅疾之性急追以滋擾但下後燒針誤而再誤因致煩躁又非太陽病

汗不出之煩躁又非少陰病吐利後之煩躁
是已具起卧不安之象而為驚狂之漸即伏
亡陽之機故主桂枝入心助陽而加甘草龍
骨牡蠣以安中而鎮逆也
此條傷寒論輯義第一百廿六條
桂枝甘草龍骨牡蠣湯方
桂枝一兩　甘草二兩炙　牡蠣二兩熬
龍骨二兩
右四味以水五升煮取二升半去滓溫服八
合日三服
汪琥曰此方即桂枝去芍藥加蜀漆龍骨牡

蠣救逆湯制小其劑而用之也火邪迫内則生煩躁雖煩躁似帶表邪不宜散以桂枝之辛熱而火逆旣經下之則陰血受傷較之救逆湯似當增芍藥也

徐大椿曰此方鎮其陰氣散其火邪上下同治前方驚狂治重在心故用蜀漆此無驚狂象故蜀漆不用其症藥大段相同

王晉三曰此方其義取重於龍牡之固澁仍標桂枝甘艸者盖陰鈍之藥不佐陽藥不靈故龍骨牡蠣之純陰必藉桂枝甘草之清陽然後能飛引入經收斂浮越之火鎮固亡陽

二百二十一

之機

此方輯義在一百二十六條中

、辨營氣虛不可用麻黄青龍發汗燒針一法

榮氣微者加燒鍼則血留不行更發熱而躁煩也

金鑑曰榮氣微者榮血虛微也榮血既已虛微若誤加燒鍼則榮血涸而無所行也豈止焦骨傷筋而已哉所以更發熱而躁煩也

、程知曰言榮微忌燒鍼也陰虛則內熱若加燒鍼以助陽則兩熱相合而榮血不行必更外發熱而內煩躁也

唐不巖曰其始也雖微流燒針以逼之也其既也留而不行燒針以竭之也

張璐曰營虛之人即有寒傷營營衛俱傷證並宜小建中和之慎不得用麻黃青龍發汗汗劑尚不可用況燒鍼乎設誤用燒鍼刼汗則血得火邪必隨外至衛分故曰加燒針則血流少頃熱併於衛不能內榮故曰不行所以衛愈旺而營愈衰更加發熱躁煩勢所必至也

柯琴曰按流行二字必有一誤此陰陽俱虛竭之候也

、辨脉浮其熱在表慎不可灸一法

脉浮熱甚反灸之此為實實以虛治因火而動必咽燥而吐血

金鑑曰脉浮熱甚實熱在表也無灸之之理而反灸之此為實實謂其誤以實為虛也故熱因火動其勢炎炎致咽燥而吐血必矣蓋上條火傷陰分迫血下行故令圊血此條火傷陽分迫血上行故吐血也

張璐曰熱甚為表實反以火助其熱熱劇迫血上行故咽燥唾血也

、尤在涇曰此火邪迫血而血上行者脉浮熱

甚此為表實古法瀉多用鍼補多用灸醫不知而反灸之是實以虛治也兩實相合迫血妄行必咽燥而吐血

程郊倩曰表實有熱誤認虛寒而用灸法熱無從泄因火而動自然內攻邪束於外火攻於內肺金被傷故咽燥而吐血

汪琥曰表有風熱而反灸是以實作虛治也

柯琴曰此論灸之而生變也咽燥吐血者亦陽盛而然也比衄加甚矣當知灸法為虛症設不為風寒設故叮嚀如此

程郊倩又曰火犯血室不止逼血下為圊血

也且有逼血上行而為吐血者尤可畏也
陳脩園曰此言邪火之逆於上也蓋火氣通於心經云手少陰之脉上鬲夾咽是也火氣循經上出於陽絡經云陽絡傷則血外溢是也按大黃瀉心湯可用或加黃芩即金匱之正法

此條傷寒論輯義第一百廿二條

傷寒從新卷三終

傷寒從新 七

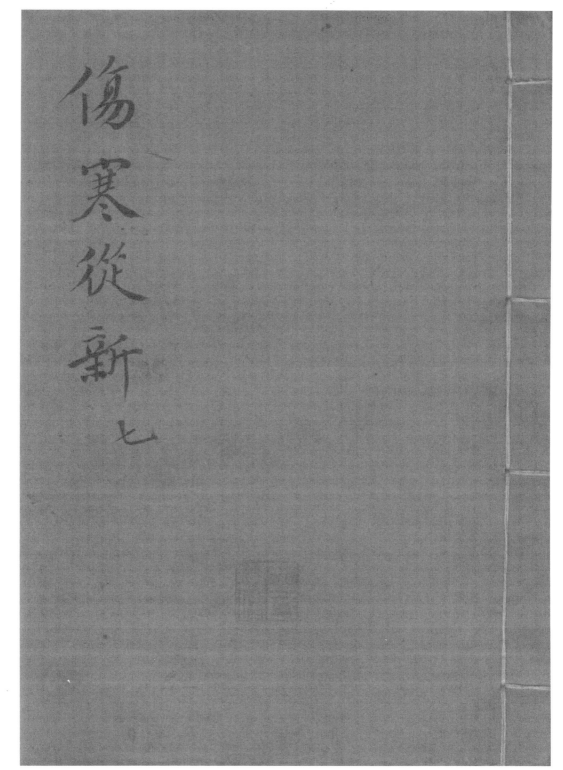

傷寒從新卷四

漢張機原文
廣苕溪王少峰輯學
受業　張子菴校字

陽明上篇目錄

陽明經證第一
陽明自解證第二
胃實不便　自汗　不眠　頭汗出
手足汗　潮熱　讝語　狂亂
循衣摸床　渴
正陽明古法
陽明新法

陽明兼肺 新法

陽明少陽 又

陽明太陰 又

陽明少陰 又

論陽明經大意

張路玉曰陽明大意在經府之别而在經者尚屬表證雖有中風能食傷寒不能食之分然邪既犯中焦則又不必辨其風寒營衛但須以太陽未盡自汗脉緩者可用桂枝湯無汗脉浮者可用麻黄湯少陽漸見潮熱脉弦浮大而短氣腹滿者可用大小柴胡湯分提表

裡之邪必頭項强几几脉長而大者可用葛根湯大開肌肉以汗之故經證另自為篇其府證雖有三陽明之辨而所重尤在能食為胃強不能食為胃衰大都能食者皆可攻下但有緩急之殊惟是胃弱不能食者乃有挾虛寒挾熱結之不同虛寒則有自利發黃嘔噦而脉遲當用理中四逆不可拘於府病為陽概用寒下而禁用温劑也纘論摘出

吳坤安曰江蘇閩浙天氣温暖地勢卑濕乃天下濕熱之區陽明氣盛血熱容納水穀亦人身濕熱之藪若感風温風熱之邪病都不

由太陽而入陽明者（口鼻吸入）或從太陽而即入陽明者（皮毛微入）陽明內熱之邪與外邪風熱相搏凝滯成毒每多發斑發疹若不辨明熱與寒邪之異概用太陽經藥發表汗不得出斑不得透溫熱內燔爍乾胃中津液而成壞症死者多矣治傷寒家可不慎乎（傷寒指掌抄出）

金鑑曰陽明主裡內候胃中外候肌肉故有病經病府之分如論中身熱煩渴目痛鼻乾不得眠不惡寒反惡熱者此陽明經病也潮熱譫語手足腋下濈然汗出腹滿痛大便鞕者此陽明府病也而其候各有三經病則有

邪已傳陽明而太陽之表未罷兼見頭痛惡寒無汗之太陽證者有太陽之邪已罷悉傳陽明但見壯熱有汗心煩不眠口渴引飲之陽明證者有陽明之邪未已後轉少陽兼見胸脇痛寒熱往來口苦而嘔目眩耳聾之少陽證者府病則有太陽陽明謂太陽病或發汗或吐或下或利小便亡其津液胃中乾燥太陽之邪乘胃燥而轉屬陽明致小便反數大便鞕者所為脾約是也有正陽陽明謂陽氣素盛或有宿食太陽之陽一傳陽明遂入胃府致大便不通者所為胃家實是也有少

陽陽明謂病已到少陽法當和解而反發汗利小便亡其津液胃中燥熱復轉屬陽明致大便燥結者所為大便難者是也其治陽明經病則以葛根湯或桂枝加葛根湯發之或以白虎湯清之或以柴胡白虎湯和之隨其證而施之可也其治陽明府病雖均為可下然不無輕重之分故或以三承氣湯下之或麻仁丸通之或蜜煎膽汁導之量其病而治之可也此陽明病之大略也俾讀者易為分別則臨證施治自不紊矣

喻昌曰傷寒一證無如太陽一經風寒參錯

表裡差殊難於辨認而陽明一經之病治之尤難蓋胃為水穀之海五藏六府之大源多氣多血之衝乃吉凶死生所攸關也夫陽明者胃也陽明以胃實為正胃實則皆下證也然陽明之邪其來路則由太陽凡陽明症見八九而太陽證有一二未罷即從太陽而不從陽明可汗而不可下者也其去路則趨少陽凡陽明證縱見八九而少陽證略見一二即從少陽而不從陽明汗下兩不可用也惟風寒之邪已離太陽未接少陽恰好在陽明界內之時用藥亟為攻下則渙然冰釋而不

再傳他經津液元氣兩無虧損何快如之庸
愚無識妄守顚门必俟七日傳經已盡方敢
言下縱不危殆而津液元氣所喪滋多矣
程郊倩曰陽明府病有熱無寒陽明經病寒
熱互具非太陽之寒太陽之寒欝而成熱此
則胃中虛冷所致無轉熱證也其熱也亦非
太陽之熱太陽之熱罷即入裡此則瘀熱在
裡不罷亦不入也故雖有中風中寒之名終
非營衛受邪寒熱虛實之间自本乎中氣故
特以能食不能食辨病因雖有潮熱盜汗證
概不作裡實推測寒則同三陰治例四逆湯

吳茱萸湯可用熱則隨證定法以和解總不止攻下一例又曰本氣燥熱陽神素盛者其人少水多火雖他經受邪無関于胃而胃中素有燥熱自成鬱遏所以一經汗下津液被奪則在表之邪隨燥熱而內結此之謂轉屬陽明萬物所歸無所復傳第視其在經之邪解與不解而定其入府之證實與不實其來路可不審之又審耶

、周揚俊曰陽明一證有經府之分在經者可汗如尺寸俱長身熱目疼鼻乾不得臥者是也然其來路由太陽也凡陽明證見設太陽脉證未盡罷則從太陽而兼治陽明也何也太陽為巨陽邪易入亦易出泄其從入之途一汗而解也其去路趨少陽也陽明證雖見設少陽經脉證兼見一二則從少陽而不從陽明也何也少陽無出入之路但和解而禁汗下和表裡之半不敢犯嚴禁也至於邪歸胃府中有燥屎搏之痛裡熱引飲外證悉罷小便不利始可議下乃世論計日絕不問證假如太陽有七八日十餘日不解者慎下不成結胸與痞乎假如已傳少陽妄行攻下不幾犯少陽大戒乎設陽明三五日内即顯下

證反不厥遲至燥屎攻脾鑠盡津液幾乎不至危困乎故自太陽歸者用調胃少陽歸者用小承氣及大柴胡惟自陽明歸者用大承氣若表證未罷裡證已急則用大柴胡柴胡芒硝蜜煎膽導等法聖人用慮周密誠如是也雖然在經者亦有風寒之辨曰有以能食不能食辨風寒之不同抑知邪犯中焦為多氣多血之地營衛可以不分在府者又以能食不能食辨殺穀之各異正恐妄行攻下惟在明晰經文臨病加審始得萬舉萬當耳

、尤在涇曰太陽病從外入是以經病多于府

病若陽明則府病多於經病以經邪不能久留而府邪當聚而不行也故仲師以胃家實為陽明正病而經病有傳經自受之不同府病有宜下宜清宜溫之各異詳見各條要皆不出為正治之法也蓋陽明以胃實為病之正以攻下為法之的而其間有經府相連寔實交錯或可下或不可下或可下而尚未可下及不可大下之時或有脉實潮熱轉矢氣不便少等辨及外導潤下等法又其次為雜治法謂病變發黃畜血諸候非復陽明胃實及經邪留滯之時所可比例或散或下所當各

隨其證而異其治者也

、葉天士曰足陽明胃經乃兩陽合明於前也胃府者府居中土萬物所歸也其脉起於鼻上頞絡於目循於面行身之前終於左足内踝經曰尺寸俱長陽明受病也若頭額痛目疼鼻乾不得眠此陽明經標病也不拘日數多少即宜解肌葛根湯若身熱煩渴汗出惡熱此陽明經本病也宜清邪熱若潮熱自汗譫語發渴不惡寒反惡熱揚手擲足斑黄便硬等症此陽明胃府本實也急宜下之故曰在經當解肌在府當平熱府實則宜下

汗 桂枝湯 麻黄湯 五苓散 此亦作汗劑

麻黄連軺赤小豆湯

吐 梔子豉湯

下 調胃承氣湯 大承氣湯 抵當湯

麻仁丸 茵蔯蒿湯 小承氣湯

溫 吳茱萸湯 四逆湯

和解 白虎湯 白虎加人參湯 小柴胡湯

豬苓湯 蜜導煎 豬膽汁 土瓜根

梔子柏皮湯

刺 熱入血室刺期門

陽明經證第一

一百二 三

陽明病若能食名中風不能食名中寒

金鎰曰太陽之邪傳陽明病有自中風傳來者有自傷寒傳來者當於食之能否辨之若能食名中風是自中風傳來者以風乃陽邪陽能化穀故能食也不能食名中寒是自傷寒傳來者以寒乃陰邪不能化穀故不能食也

方有執曰此以食之能否驗風寒之辨蓋陽明主水穀風能食陽能化穀也寒不能食陰不殺穀也名猶言為也中寒即傷寒之互詞大意推原風寒自太陽傳来其辨驗有如此

者非謂陽明自中而然也

汪琥曰仲景云中寒與傷寒同義非真寒證也若係真中寒是胃家虛冷藥宜理中湯之類今不能食是胃氣實但邪未入府不作鬱熱耳因名中寒實與傷寒無異

喻昌曰風則傷衛寒則傷營一定之理是則足三陽經太陽行身之背陽明行身之前少陽行身之側皆可言營衛受邪何仲景於陽明經但以能食不能食分風寒而不以營衛分風寒耶蓋營衛交會於中焦論其分出之名則營為水穀之精氣衛為水穀之悍氣論

其同出之源混然一氣何由分其孰為營孰爲衛哉惟風為陽陽能消穀故能食寒為陰陰不能消穀故不能食以此而辨風寒之邪庶幾確然有據耳仲景析義之精若此如習焉不察者何

章楠曰此辨邪中陽明之證也若風寒受於太陽則有營衛之分故脉證治法迥異若不由太陽而邪中陽明者陽明主肉而無營衛之分惟以能食不能食為辨風為陽邪陽氣盛故能食寒為陰邪陰氣勝故不能食若邪入胃腑必不能食亦無風寒之分惟有輕重

淺深之辨也

柯琴曰太陽主表病情當以表辨陽明主裡證雖在表病情仍以裡辨此不特以能食不能食別風寒更以能食不能食審胃家虛實也要知風寒本一体隨人胃氣而別此條本為陽明初受表邪先辨胃家虛實為診家提綱使其着眼處不是為陽明分中風傷寒之法也

尤在涇曰陽明府病有傳經自受之異傳經者風寒已變其病多熱自受者風寒初入其病多冷而風之與寒則又有辨此條蓋陽明

胃府自中風寒之辨也、太陽主肌表、故以有汗無汗之分、陽明為胃府、故以能食不能食之辨也、夫風寒中人、無有常經、是以傷寒不必定自太陽、中寒不必定自三陰、論中凡言陽明中風、陽明病若中寒、及少陽中風、太陰少陰厥陰中風等語、皆是本經自受風寒之證、非從太陽傳來者也、

、張蓋仙曰、陽明病在經主葛根、入裡主白虎、入腑主承氣、不必辨其中風與傷寒也、今乃不察其病之在經在府、而斤斤於能食不能食、何為哉、仲景當不若此、

程應旄曰陽明府病歸一之病也只須來路清楚自現表證統曰帶表而已陽明經病不一之病也前不必有所傳後不復有所歸在表既無頭痛惡寒證則非太陽之表在裡又無燥堅裡實證則又非陽明之裡錯綜之邪從何辨之辨之於本因之寒熱耳本因有熱則陽邪應之陽化穀故能食就能食者名之曰中風猶云熱則生風其實乃瘀熱在裡證也本因有寒則陰邪應之陰不化穀故不能食就不能食者名之曰中寒猶云寒則召寒其實乃胃中虛冷證也寒熱於此辨非教人

一百二
四

於能食不能食處辨及中風中寒之来路也
又曰論中絕無中寒字獨此處見之猶云風
與寒內得也

此條傷寒論輯義第二百條

傷寒三日陽明脉大

金鑑曰傷寒一日太陽二日陽明三日少陽
乃內經言傳經之次第非必以日數拘也此
云三日陽明脉大者謂不兼太陽陽明之浮
大亦不兼少陽陽明之弦大而正陽陽明之
大脉也蓋由去表傳裡邪熱入胃而成內實
之證故其脉象有如此者

方有執曰傷寒三日該中風而大約言也脈大者陽明氣血俱多也

沈明宗曰此正陽明之正脈也仲景謂三日陽明脈大因陽明乃多氣多血之府風寒傳入邪盛於中故脈顯大是為陽明邪實之正脈但病陽明務具此脈方可下奪或兼太陽之浮緊少陽之弦細或遲疾滑濇虛弱乃屬氣血陰陽之虛雖見大實大滿亦當詳審顧慮或以小承氣湯試之或用蜜煎導法不得直施攻下也

楊俊曰陽明為多氣多血之府外邪傳至其

經脉必校太陽時更大此實補内經尺寸俱長之未備也

尤在涇曰邪氣併於太陽則浮併於陽明則大云三日者舉傳經次第之大凡也又陽明之脉人迎趺陽皆是傷寒三日邪入陽明則是二脉當大不得獨診於右手之附上也

舒詔曰傷寒一日太陽二日陽明三日少陽乃傳經之次第也太陽脉浮陽明脉大少陽脉弦乃三陽之主脉也此言三日陽明脉大者見三日當傳少陽其脉必弦今不弦而仍大則知不傳少陽而為正陽陽明無疑矣

柯琴曰脉大者兩陽合明內外皆陽之象也陽明受病之初病為在表脉但浮而未大與太陽同故亦有麻黄桂枝證至二日惡寒自止而反惡熱三日來熱勢太盛故脉亦應其象而洪大也此為胃家實之正脉若小而不大便屬少陽矣又按内經云陽明之至短而濇此指秋金司令之時脉又曰陽明脉象大浮也此指兩陽合明之病脉

章楠曰太陽傷寒其脉浮緊陽明初感脉亦浮緊若至三日而脉不緊變為大者是陽明之本脉也然則陽明傷寒脉亦浮緊其證則

與太陽不同太陽經脉行於背故有頭項痛陽明經脉行於前故有口苦咽干也

此條傷寒論輯義第一百九十六條

一百二五

脉浮大應發汗醫反下之此為大逆

金鑑曰脉浮大此為表實之脉應發其汗若醫誤以大為裡實而反下之此為大逆也

程應旄曰脉大與浮脉而大差别盛實純在表也雖有裡證仍宜從表發汗下之則為大逆

一百二六

問曰陽明病外證云何答曰身熱汗自出不惡寒反惡熱也

金鑑曰陽明病有外證有內證潮熱自汗不

大便內證也身熱汗自出不惡寒反惡熱外證也今汗自出是從中風傳來故與中風之外證同而身熱不惡寒反惡熱則知為陽明外證故不與中風外證同也然陽明之熱發於肌肉必蒸蒸而熱又不似太陽之陣陣發熱可知矣

方有執曰此以太陽中風傳入陽明之外證言

魏荔彤曰病有太陽中風不解傳入陽明者何以辨之故設問曰陽明未知其裡之何時傳來必先驗其外之何所見證答曰太陽病

有身熱汗自出而惡風者此太陽中風之本證也若身熱汗自出竟不惡風寒而反惡熱則病已去太陽而入陽明矣此陽明病由太陽中風傳入者也

程應旄曰陽明見證未經揭出設此條問答以補之身熱者陽熱盛極從胃而布於肌肉也汗自出者津液受熱從胃而蒸出膚表也不惡寒反惡熱者胃中陽亢不得陰氣以和之為燥熱所苦也陽明胃實潮熱譫語等證不必盡見要未有不全此數證而得成其為陽明者因外以徵內固是答陽明府症然經

病亦可兼看

周揚俊曰外證云何以裡證而言也邪結於胃汗出於外裡熱甚也不可復認中風自汗也

章楠曰邪在太陽表分陽氣被遏故必惡寒其風傷衛則自汗寒傷營則無汗若陽明陽盛之經故邪離太陽而入陽明即化為熱而不惡寒反惡熱也熱蒸水穀之氣外泄則自汗出乃為陽明之證與太陽之風傷衛而自汗有惡寒者不同也

柯琴曰陽明主裡而亦有外證者有諸中而

形諸外非另有外證也胃實之外見者其身則蒸蒸然熱熾而達于外與太陽表邪發熱者不同其汗則濈濈然從内溢而無止息與太陽風邪為汗者不同表寒已散故不惡寒裡熱閉結故反惡熱只因有胃家實之病根即見身熱自汗之外證不惡寒反惡熱之病情然此但言病機發現非即可下之證也宜輕劑以和之必譫語潮熱煩躁脹滿諸證兼見纔為可下

此條傷寒論輯義第一百九十一條

問曰病有得之一日不惡寒而發熱者何也答

曰雖得之一日惡寒將自罷即自汗出而惡熱
也

金鑑曰太陽病當惡寒陽明病當惡熱今陽
明病有初得之一日不發熱而惡寒者是太
陽去表之邪未盡故仍惡寒也然去表未盡
之邪欲傳陽明不能久持故惡寒必將自罷
而日當自汗出而惡熱矣

鄭重光曰此辨陽明傷寒之外證不發熱而
惡寒起自傷寒也惡寒將自罷邪過表也即
自汗出邪熱鬱於肌肉腠理開汗外泄也

魏荔彤曰太陽傷寒亦有傳入陽明者又何

以辨之故設問曰病有得之一日起初之時不見發熱而但見惡寒者何病也答曰得之一日惡寒雖為太陽傷寒之證而惡寒亦將自罷即自汗出而惡熱此是陽明病由太陽傷寒而傳入者也可知太陽中風則發熱惡風汗自出為正病太陽傷寒則惡寒無汗為正病若傳入陽明則必以汗出惡熱為正病也

方有執曰此以太陽傷寒傳入陽明之外證言

程應旄曰陽明惡寒終是帶表至於府病則

惡熱矣表之罷否須於此驗之又曰初得陽明表氣被阻故亦有不發熱而惡寒證須決即化熱矣邪不関表故也

、尤在涇曰經邪未變故惡寒入府則變熱而不寒經邪不能聚故傳入府則聚而不傳曰萬物所歸者謂邪氣離經入府聚而不行如萬物之歸於土也是以惡寒為傷寒在表之的證惡熱為陽明入府之的證始雖惡寒不久即止豈若太陽始終有寒者哉此條論陽明受病之證也

、柯琴曰陽明受病當二三日發上條是指其

已發熱言此追究一日前未發熱時也初受風寒之日尚在陽明之表與太陽初受時同故陽明亦有麻黃桂枝證二日來表邪自罷故不惡寒寒止熱熾故汗自出而反惡熱兩陽合明之象見矣陽明病多從他經轉屬此因本證自受寒邪胃陽中發寒邪即退反從熱化故耳若因亡津液而轉屬見在六七日來不在一二日間本經受病之初其惡寒雖與太陽同而無頭項強痛為可辨即發熱汗出亦同太陽桂枝證但不惡寒反惡熱之病情是陽明一經之樞紐本經受邪有中面中

一百二八

膺之别中面則有目疼鼻乾邪氣居高即熱反勝寒寒邪未能一日遽止此中於膺部位近于胃故退寒最捷

、周揚俊曰雖云反惡熱亦有得之一日而惡寒者曰此尚在太陽居多耳若至轉陽明未有不罷而惡熱者

此條傷寒論輯義第一百九十二條

問曰惡寒何故自罷答曰陽明居中主土也萬物所歸無所復傳始雖惡寒二日自止此為陽明病也

、金鑑曰此釋上條陽明惡寒自罷之義陽明

屬胃居中土也土為萬物所歸故邪熱歸胃無所復傳亦萬物歸土之義陽明初病一日雖仍惡寒是太陽之表未罷也至二日惡寒自止則是太陽之邪已悉歸併陽明此為陽明病也

、方有執曰胃為水穀之海五藏六腑四体百骸皆資養於胃最宜通暢實則秘固復得通暢則生止於秘固則死死生決於此矣尚何復傳惡寒二日自止者熱入裡而將反惡熱以正陽陽明言也

、程應旄曰六經雖分陰陽而宰之者胃五藏

六府皆朝宗而稟令焉一有燥熱無論三陽傳來之表寒從而化熱即三陰傳來之邪亦轉屬而發熱陰陽之邪皆歸胃土故曰萬物所歸無所復傳也

柯琴曰太陽病八九日尚有惡寒證若少陽寒熱往來三陰惡寒轉甚非發汗温中何能自罷惟陽明惡寒未經表散即能自止與他經不同始雖惡寒二句語意在陽明居中句上夫知陽明之惡寒易止便知陽明為病之本矣胃為戊土位處中州表裡寒熱之邪無所不歸無所不化皆從燥化而為實實則無

一百二九

所復傳此胃家實所以為陽明之病根也

此條傷寒論輯義第一百九十三條

問曰何緣得陽明病答曰太陽病若發汗若下若利小便此亡津液胃中乾燥因轉屬陽明不更衣内實大便難者此名陽明也

金鑑曰问曰何緣得陽明胃實之病答曰由邪在太陽時發汗若下若利小便皆為去邪而設治之誠當則邪解而愈矣如其不當徒亡津液致令胃中乾燥則未盡之表邪乘其燥熱因而轉屬陽明為胃實之病者有三曰不更衣即太陽陽明脾約是也曰内實即正

陽陽明胃家實是也曰太便難即少陽陽明大便難是也三者雖均可下之證然不無輕重之別脾約自輕於大便難大便難自輕於胃家實蓋病脾約大便難者每因其人津液素虧或因汗下利小便施治失宜所致若胃實者則其人陽氣素盛胃有宿食即未經汗下而亦入胃成實也故已經汗下者為奪血致燥之陽明以滋燥為主未經汗下者為熱盛致燥之陽明以攻熱為急此三承氣湯脾約丸及蜜煎土瓜根豬膽汁導法之所由分也

、方有執曰古人大便必更衣不更衣言不大便也

、程應旄曰轉屬層次不止有表罷不罷之分而表罷入裡復有燥實燥不實之辨所以有不更衣之陽明有内實之陽明有大便難之陽明病也其中有屬表屬裡所以下法有禁有宜受氣有裡實裡燥所以下法有應大應小

、汪琥曰或問太陽病若下矣則胃中之物已去縱亡津液胃中干燥未必復成内實答曰方其太陽初病時下之不當徒亡津液胃中

去之不盡邪傳陽明而成燥糞故有内實之證

喻昌曰此辨陽明中風裡證也此屬正陽陽明于下當置中篇以全文不便分割讀者識之可也

柯琴曰此明太陽轉屬陽明之病因有此亡津液之病机成此胃家實之病根也按仲景陽明病机其原本經脉篇主津液所生病句來故雖有熱論中身熱鼻乾等證總歸重在津液上如中風之口苦咽乾鼻乾不得汗身目黄小便難皆津液不足所致如腹滿小便

不利水穀不別等症亦津液不化使然故仲景諄諄以亡津液為治陽明者告也

尤在涇曰胃者津液之府也汗下利小便津液外亡胃中乾燥此時寒邪已變為熱熱猶火也火必就燥所以邪氣轉屬陽明也而太陽轉屬陽明其端有二太陽初得病時發其汗汗先出不徹因轉屬陽明者為邪氣未盡而傳其病在經此太陽病若汗下利小便亡其津液胃中乾燥因轉屬陽明者為邪氣變熱而傳其病在府也此陽明受病之因也

章楠曰此即明太陽陽明之證由初治不善

一百十三

而傷津液之故蓋汗與小便皆水穀之氣所化穀氣走泄則竭其津液若下之而胃中空虛其邪反乘虛轉入陽明遂成內實干燥而大便難也

此條傷寒論輯義第一百九十條

問曰病有太陽陽明有正陽陽明有少陽陽明何謂也答曰太陽陽明者脾約是也正陽陽明者胃家實是也少陽陽明者發汗利小便已胃中燥煩實大便難是也

金鑑曰陽明可下之證不止於胃家實也其綱有三故又設問答以明之也太陽之邪乘

胃燥熱傳入陽明謂之太陽陽明不更衣無所苦名脾約者是也太陽之邪乘胃宿食與燥熱結謂之正陽陽明不大便內實滿痛名胃家實者是也太陽之邪已到少陽法當和解而反發汗利小便傷其津液少陽之邪復乘胃燥轉屬陽明謂之少陽陽明大便澀而難出名大便難者是也

程知曰言三陽皆有入胃府之證也陽明為水穀之海中土爲萬物所歸故三陽經皆能入其府邪自太陽傳入胃府者謂之太陽陽明即經所謂太陽病若吐若下若發汗後微

煩小便數大便因鞕者是也由脾之歛約故用小承氣微下以和之邪自陽明經傳入胃府者謂之正陽陽明即經所謂發熱汗出胃中燥硬譫語者是也乃胃中邪實故用大承氣以攻下之邪自少陽轉屬胃府者謂之少陽陽明即經所謂少陽不可發汗發汗則譫語此屬胃者是也係津液內竭故用麻仁丸潤下以和其津液也若三陽外證未除則陽明正治之法又不可用矣

周揚俊曰陽明府實總歸便難然三經從入之途不同則所下之藥亦異不可不分也故

由太陽帰者因其人大腸之液素枯亦由胃家之津本少故大便於平素已難則邪在太陽不復再傳陽明之經而即入陽明之府其傳陽明經而不復再傳少陽即便入胃者此為正陽陽明經邪帰府熱勢亢盛故云胃實也至少陽陽明者邪氣至此少殺已不復傳於陰且汗利之藥服非一次則凡為汗為小便者皆胃津也其能免於燥煩實乎故經邪悉罷而大便因難此則為少陽而過胃矣

、程應旄曰脾約者小便數而大便難腸胃素乘燥氣也胃家實者納多出少腸胃素稱陽盛也發汗利小便已胃中燥煩熱大便難者津液從前被奪腸胃素少血滋也三者皆成腸燥凡陽盛者陰必虛陰虛者陽必湊所以病在三陽若吐若下若發汗在他人則邪從外轉而為壞病在我則邪從內轉而為府邪燥則名燥也三陽明惟正陽明津血自足祇為火熱摶結成實太陽陽明便屬失津成燥少陽陽明便屬少血成燥結證雖同而實處藏虛三承氣正從此處分別至於津液暴亡亦見陽明胃實證此是假實三承氣另當斟酌矣

又曰三家之成陽明病亦由肺家素有痰火氣者一遇風寒雜病之來肺病輙作若胃家不燥不實雖有陽明病只是能食者名中風不能食者名中寒病也一則胃中虛冷自召其外邪者一則胃中凝滯自成胃病亦有此非三家實之陽明也

、章楠曰太陽陽明者謂邪由太陽傳入陽明即化為熱則不惡寒而反惡熱也脾主為胃行津液者也胃家邪熱盛反約制其脾不得為胃行津液故致燥渴便硬如白虎湯滌其燥渴也脾約丸通其燥結也正陽陽明者內經言邪中於面則下陽明是陽明本經受邪内結於府故名胃家實也其邪初感亦必有脉浮緊惡寒等證如下各條所叙者但以陽明陽氣盛而邪易化熱旋則不惡寒而反惡熱不同太陽之常惡寒少陽之往來寒熱也少陽止宜和解若發汗利小便則徒傷津液而邪不解因之轉入陽明津液傷則胃燥而煩邪熱内實則大便難也此總明三陽經邪所以入胃之證如陽明中篇首條似亦之一本此條如三枝以下各條由此而生發也

此條輯義第一百八十八條

一百三一

陽明病脉遲汗出多微惡寒者表未解也可發汗宜桂枝湯

、金鑑曰汗出多之下當有發熱二字若無此二字脉遲汗出多微惡寒乃是表陽虛桂枝附子湯證也豈有用桂枝湯發汗之理乎必是傳寫之遺

、文註曰陽明病脉當數大今脉遲汗出多設不發熱惡寒是太陽表邪已解矣今發熱微惡寒是表猶未盡解也故宜桂枝湯解肌以發其汗使初入陽明之表邪仍還表而出也

、程知曰此言中風傳陽明表邪未解仍宜用

桂枝湯以解肌也

、汪琥曰此太陽病初入陽明經中有風邪也脉遲者太陽中風緩脉之所變傳至陽明邪將入裡故脉変遲汗出多者陽明熱而肌腠疎也微惡寒者在表風邪未盡也故仍從太陽中風例治之又曰雖從太陽例治但既云陽明病仲景法還宜桂枝加葛根湯為是

、柯琴曰此陽明表證表脉也二條全同太陽而屬之陽明者不頭項强痛故也要知二方專為表邪而設不為太陽而設見麻黄證即用麻黄湯見桂枝證即用桂枝湯不必問其

爲太陽陽明也若惡寒一罷則二方所必禁矣

方有執曰遲者緩之變汗出多微惡寒風邪猶有在表者故曰未解也可發汗例也宜桂枝湯謂仍須解肌則入胃之路自絶也

章楠曰此言正陽陽明中風之證治也太陽中風必有頭痛而脉緩今標陽明病者發熱自汗而無頭項強痛也脉遲與緩相類微惡寒者以汗出多而腠踈表邪未解也故宜桂枝湯解肌以發汗蓋下條無汗爲陽明傷寒此條有汗爲陽明中風也 或問曰既是陽

明傷寒中風何以不用葛根湯法也答曰陽明本自汗出而脉大此以風寒初感未曾化熱故一日無汗一曰脉遲葛根性凉故不用也須知葛根不能治太陽而麻桂則可治陽明病也何也太陽以麻桂兩法分治榮衛而陽明主肉榮衛在肌肉中故治榮衛即所以治肌肉也葛根走肌肉而不能治榮衛以其性凉不能開達腠理色白不能入榮故也麻黄開腠力猛不能入營桂枝色赤入營辛温達衛故能解肌以調營衛也

、錡詒曰此條與下條陽明病縱有太陽証未

除法宜葛根麻桂並用豈可尚用麻桂治太陽而遺陽明也喻氏謂太陽之邪初入陽明而太陽尚未罷治宜尚從太陽于法不合若不兼用葛根陽明之邪何由得而解也

又按篇中但言陽明病未絜陽明經並又未見陽明主方此為闕文也是又兼鼻塞前額連眼眶痛發熱不惡寒則此方為陽明經證不然何所據而認為陽明病耶且陽明之主方亦未之見若合病篇中之葛根湯乃與桂麻合用合治太陽陽明兩經之方非專主陽明之方也今皆無跡可尋可慨也

徐大椿曰陽明本自多汗但不惡寒而惡熱今多汗而猶惡寒則仍在太陽矣雖陽明病而治從太陽也

萬密齋曰此條與下條皆陽明在經證也

此條傷寒論輯義第二百四十條

陽明病脉浮無汗而喘者發汗則愈宜麻黃湯

金鑑曰陽明病脉應浮大證應汗出今脉但浮表病脉也無汗而喘表實證也是太陽之邪未盡入陽明猶在表也當仍從太陽傷寒治之發汗則愈宜麻黃湯

張璐曰此二條言太陽之邪初入陽明未離

太陽故仍用桂枝湯解肌、則風邪仍從衛分而出；用麻黄湯發汗、則寒邪仍從營分而出矣。陽明營衛難辨、辨之全藉於脈證。風邪之脈傳至陽明、自汗已多、則緩去而遲在；寒邪之脈傳至陽明、發熱已甚、則緊去而浮在。皆邪氣在經之徵。若入府、則遲者必數、浮者必實矣。設不數不實、非胃實也、定為胃虛、必不勝攻下矣。

、汪琥曰：無汗而喘、但浮不緊、向以定其為陽明病、必其人目痛鼻乾、身熱不得眠、故云陽明病也。

、魏荔彤曰此太陽陽明之證入陽明未深故令其邪仍自表出不至歸於胃而無所復傳也陽脉微而汗出少者為自和也汗出多者為太過陽脉實因發其汗出多者亦為太過太過者為陽絶於裡亡津液大便因硬也

、徐大椿曰陽明本脉大自汗今乃脉浮無汗而喘則為麻黄湯症矣

、方有執曰浮者緊之轉邪外向也無汗而喘者寒邪在表未全除也故曰發汗則愈言當仍從外解也宜麻黄湯者散寇於境外也

、尤在涇曰此二條乃風寒初中陽明之證其

見證與太陽中風傷寒相類而陽明比太陽稍深故中風之脉不浮而遲傷寒之脉不緊而浮以風寒之氣入肌肉之分則閉固之力少而壅遏之力多也而其治法則必與太陽少異見有汗而惡寒者必桂枝可解無汗而喘者非麻黃不發矣

章楠曰此寒傷陽明而無頭痛得之一日其惡寒自罷脉亦浮而不緊矣然無汗而喘則邪閉於表與太陽同也蓋肺為華蓋而朝百脉陽明經脉連肺故喘也肺與皮毛相合故無汗也必當從麻黃例發汗則愈是麻黃湯

爲開達營衛肌肉發表祛邪之總法非獨治太陽病也

此條傷寒論輯義第二百四十條

陽明病但頭眩不惡寒故能食而欬其人必咽痛若不欬者咽不痛

金鑑曰陽明病當惡熱不惡寒若從傷寒傳來則不能食今從中風傳來故能食也傷寒挾寒邪則有頭痛證今中風挾風邪則有頭眩證理固然也寒邪屬陰若兼飲則欬而嘔今不嘔而咽痛則以風屬陽邪風病則兼火故欬而咽痛以類相從也

、方有熱曰眩風旋而目運也、風故不惡寒、能食欬逆氣也咽門胃之系也胃熱而氣逆攻咽則欬而咽傷也

程知曰陰邪下行故無汗而小便利陽邪上行故不惡寒而頭眩寒則嘔不能食風則能食寒則頭痛風則咽痛是風寒入胃之辨也

、程應旄曰陽明以下行為順逆則上行故中寒則有頭痛證中風則有頭眩證以不惡寒而能食知其鬱熱在裡也寒上攻能令欬兼嘔故不能食而手足厥熱上攻亦令欬其欬不嘔故能食而咽痛以胃氣上逼於肺而咽

為胃府之门也夫咽痛惟少陰有之今以欬傷致痛若不欬則咽不痛況更有頭眩不惡寒之證益可辨其為陽明之欝熱也

周揚俊曰陽明病何以頭眩以風主眩運且挾痰飲上逆也不惡寒者辨非寒邪而熱勢已衰肺氣受傷故能食而欬以能食為傷風本候而欬因痰熱乘金也欬甚咽傷故必作痛不若少陰之不欬而咽先痛也仲景恐人悮疑少陰特申之曰若不欬者咽不痛知不與陰火上炎脉循喉嚨者同年而語也

柯琴曰不惡寒頭不痛但眩是陽明之表已

罷能食而不嘔不厥但欬乃是欬為病本也
咽痛因於欬頭眩亦因于欬此邪結胸中而
胃家未實也當從小柴胡加減法
尤在涇曰但頭眩不惡寒能食而咳者陽明
風邪變熱聚于胃而逆于肺也咽居肺上故
必咽痛若不欬者肺不受熱則咽必不痛不
惡寒而頭眩者氣方外淫而不內熾亦何至
能食而欬哉
舒詔曰不惡寒者表已解也能食者胃中非
虛冷也此但以熱邪挾飲為患上逆而咳為
咽痛犯高巔而為頭眩若邪不上逆則不欬

故咽亦不痛其頭亦不眩又在言外矣

、程郊倩曰或謂胃氣主嘔肺氣主咳恐不盡然胃家有寒有熱亦皆能令欬母病及子也

、張璐曰此宜茯苓桂枝白朮甘草湯以散風邪袪胃濕

、陳修園曰此一節言陽明之氣合風熱而上逆於咽不得流通於下也

此條傷寒論輯義第二百零七條

陽明病法多汗反無汗其身如蟲行皮中狀者此以久虛故也

、金鑑曰陽明病法當汗多反無汗其身如蟲

行皮中狀者以其人胃氣久虛邪鬱於太陽之表陽明肌腠不能宣發作汗故也宜葛根湯小劑微汗和其肌表自可愈也

、汪琥曰按此條論仲景無治法常器之云可用桂枝加黃芪湯郭雍云宜桂枝麻黃各半湯不知上二湯皆太陽經藥今係陽明無汗證仍宜用葛根湯主之

、魏荔彤曰陽明病法應多汗今反無汗但見身如蟲行皮中狀者此邪熱欲出表作汗而正氣衰弱不能達之也

、柯琴曰陽明氣血俱多故多汗其人久虛故

反無汗此又當益津液和榮衛使陰陽自和而汗出也

方有執曰無汗則寒勝而腠理反秘密所以身如蟲行皮中狀也久虛寒勝則不能食胃不實也

張璐曰此胃熱協寒邪鬱於皮膚之證也言久虛者明所以不能透出肌表之故宜用桂枝二越婢一湯主之非謂當用補也

章楠曰脾胃久虛不能生津而化汗則邪不能出如蟲行皮中而麻癢以皮中肌肉脾胃所主故也

裡郊倩曰陽明病法多汗今反無汗衛陽不足其人不能食可知衛陽既虛不能透出肌表故怫鬱皮中如虫行狀虛指胃言實則爲痛虛則爲癢

趙嗣真曰虫行皮中狀者即太陽症言身痒是也久虛者以表氣不足津液不充于皮膚使腠理枯澁汗難出也若謂虛則當補究竟陽明受邪爲病邪可補乎如活人用朮附湯黄芪建中湯輩皆收汗藥則榮衛鬱秘邪無從出內熱發矣何況又無吐利胃虛等證病不在裡但皮虛中表氣虛乏之理宜和解可也

一百三五

莫若借用合半湯式有熱者柴胡桂枝湯庶
幾甘辛之劑可以和其榮衛通行津液而解
也

此條傷寒論輯義第二百零六條
陽明病反無汗而小便利二三日嘔而欬手足
厥者必苦頭痛若不欬不嘔手足不厥者頭不
痛

、金鑑曰陽明病法多汗反無汗而小便利是
寒氣内攻也至二三日嘔而欬寒邪上逆也
手足厥者寒氣見於四肢也氣上逆則欬而
苦頭痛矣若不欬不嘔不厥則頭不痛此症

之頭痛者標也欬逆手足厥者本也

程知曰無汗小便利嘔欬肢厥頭痛曷不謂太陽痛蓋初起無頭痛諸表證也此頭痛是二三日後嘔欬而厥所致非因頭痛致嘔欬而厥也嘔欬二證太陽少陽俱有之證其表證未解則屬太陽病其寒熱往來者則謂之少陽病也厥則厥陰有之但無嘔與欬也

張璐曰陽明無汗嘔欬手足厥者得之榮衛俱傷而邪入深也然小便利者則邪不在內而在外不在下而在上故知必苦頭痛仍宜小青龍主之若不嘔不欬不厥而小便利者

邪必順水道而出豈有逆攻巔頂之理哉
林瀾曰須識陽明亦有手足厥證胃主四肢中虛氣寒所致也然苦頭痛而欬自與陰寒但厥者異矣此類數條最為難解
吳人駒曰嘔欬手足厥頭痛皆由反無汗之故也
柯琴曰小便利則裡無瘀熱可知二三日無身熱汗出惡熱之表而即見嘔欬之裡似乎熱發乎陰更手足厥今又似病在三陰矣若頭痛又似太陽之陰證然頭痛必因欬嘔厥逆則頭痛不屬太陽欬嘔厥逆則必苦頭痛

是厥逆不屬三陰斷乎為陽明半表半裡之虛證也此胃陽不敷布于四肢故厥不上升于額顱故痛緣邪中于膺結在胸中致嘔欬而傷陽也當用瓜蒂散吐之嘔欬止厥痛自除矣兩者字作時字看更醒

舒詔曰陽明病無汗兼見嘔欬厥法宜葛根合附朮姜半以治之若為陽明府證則厥為陽厥法宜驅陽之中仍兼嚴逆斯可矣

尤在涇曰無汗而小利邪不外散而氣下趨也二三日嘔而欬者邪復從上行也手足厥者氣仍不外達也故必苦頭痛所以然者下

遏而極勢必上行外達無由上攻必猛也若不咳不嘔則氣且下行手足不厥則氣得四達何至上逆而頭痛哉讀此可以知陽明邪氣上下進退之機

章楠曰此辨陽明傷寒之變證也陽明本自汗故以無汗為反因寒邪外閉未曾化熱故也若小便不利而無汗又為濕閉今小便利故為寒閉也至二三日寒邪内侵肺胃故嘔而欬四肢皆禀氣於胃寒遏胃陽故手足厥冷經氣因之上逆則頭痛然太陽頭痛在項後陽明頭痛在額前若不嘔不欬不関肺胃

則手足不厥而經氣不逆故頭亦不痛也素問云陽明主肉其脉俠鼻絡於目故身熱目痛而鼻乾不得卧也是以陽明祇有目疼本無頭痛故此陽明傷寒之變證也舊註多從喻嘉言解作熱邪入胃熱深厥深誤矣夫熱深厥深乃少陰厥陰證也若熱入陽明光自汗而渴今反無汗而不渴足徵寒邪入胃也寒遏胃陽肺氣亦窒故嘔欬而厥冷以肺胃相連四肢禀氣於胃故也若作熱治誤投凉藥豈非大謬也如論中有脉滑而厥用白虎湯一條則有裡有熱也一句其口渴等證已

一百三六

括於中而脈又滑故為熱厥則無頭痛與此條之寒厥有頭痛者正相反也

此條傷寒論輯義第二百零七條

陽明病口燥但欲漱水不欲嚥者此必衄

金鑑曰陽明屬胃開竅於口陽明有熱故口燥也但欲漱水不欲嚥者雖燥而不渴知熱在經而不在府在血而不在氣也

喻昌曰口中乾燥與渴異漱水不欲嚥知不渴也陽明病口燥但漱水不欲嚥知邪入血分陽明之脈起於鼻故知血得熱而妄行必由鼻而出也

沈明宗曰陽明病口燥漱水而不欲嚥乃邪欝於經未入於府也

張璐曰血為陰也故不能消水也血得熱必由清道出也

方有執曰口為胃竅胃熱則口燥漱水不欲嚥者陽明氣血俱多雖燥不渴也衄者以氣血俱多而脉起於鼻故熱甚則血由鼻出矣

周揚俊曰邪入血分熱甚於經故欲漱水未入於府故不能嚥也若此時以葛根湯汗之不亦可以奪汗而無血乎此必衄者仲景正欲人之早為治不致衄後更問成流與否也

張盖仙曰陽明病在經則口不燥入裡則大渴飲冷不止而已漱水不欲嚥當是裡陽衰乏不能熏騰津液之故此屬少陰奈何指為陽明病乎

章楠曰熱動經血故先衄若熱在氣分先口渴引飲而不衄也

柯琴曰此邪中于面而病在經絡矣汗之與血異名同類津液竭血脉因之而亦傷故陽明主津液所生病亦主血所生病陽明經起于鼻絡于口齒陽明病則津液不足故口鼻乾燥陽盛則陽絡傷故血上溢而為衄也口

鼻之津液枯涸故欲漱水不欲嚥者熱在口
鼻未入乎内也能食者胃氣强也以脉浮發
熱之證而見口乾鼻燥之病機如病在陽明
更著其能食不欲嚥水之病情知熱不在氣
分而在血分矣此問而知之也
又曰太陽陽明皆多血之經故皆有血證太
陽脉當上行營氣逆不循其道反循巔而下
至目内眥假道手陽明鼻頞而出鼻孔故先
目瞑頭痛陽明脉當下行營氣逆而不下反
循齒環唇而上循鼻外主鼻頞而入鼻故先
口燥鼻乾異源而同流者以陽明經脉起于

一百三 七

鼻之交頞中旁納太陽之脉故也此條與下條但言病機不及脉法主治宜桃仁承氣犀角地黃輩

此條輯義第二百十一條

脉浮發熱口乾鼻燥能食者則衄

金鑑曰此承上條詳出脉證以互發其義也陽明病脉浮發熱證口鼻乾燥熱在經也若其人能食則為胃和胃和則邪當還表作解也然還汗作解不解於衛則解於榮汗出而解者從衛解也衄血而解者從榮而解也今既能食衄血則知欲從榮解也

張錫駒曰此論陽明經脉燥熱也夫熱在經脉故脉浮發熱熱循陽明經脉而上故口乾鼻燥不傷胃氣故能食能食者則衄言病不在胃府非因能食而致衄也

程應旄曰口乾鼻燥經熱上升可知其人能食則胃陽已回必衄衄則解縱有不解稍用清凉蓋在太陽既有先温其裡後攻其表之法則在陽明自應有先温其裡後解其經之法矣又曰脉浮發熱口乾鼻燥是從四逆湯中挽出陽明證來從前飲水尚足假陽明

舒詔曰熱病得衄則解能食者胃氣强邪當

自解故曰能食者則衄俗謂紅衣傷寒不治之證何其陋也太陽發衄者曰衄乃解曰自衄者愈以火刼致變者亦云邪從衄解即以陰邪激動營血者尚有四逆湯可救妄見衄證皆為不可治乎大抵俗醫見衄概以寒涼冰凝生變釀成不治故創此名色以欺世而逃其責耳

、喻昌曰脈浮發熱口乾鼻燥陽明熱邪熾矣能食者為風邪風性上行所以衄也

、張璐曰能食知邪不在裡而在經故必衄

、章楠曰脈浮者邪在表也發熱口干鼻燥者

一百三八

以陽明經脉由口俠鼻故衄邪熱在經不在府故能食經血熱則衄也

此條傷寒論輯義第二百三十四條

陽明病脉浮而緊者必潮熱發作有時但浮者必盜汗出

金鑑曰自汗是陽明證盜汗是少陽證盜汗當是自汗文義始屬

又註曰陽明病在經脉當浮長入府脉當實大今脉浮而緊潮熱有時者是陽明病而見太陽傷寒脉也則知是從傷寒傳來太陽傷寒之邪未罷必無汗故雖見陽明潮熱發作

有時之證仍當從太陽陽明傷寒治之宜麻黄加葛根湯汗之若見潮熱發作有時之證而脉但浮不緊是陽明病而見太陽中風脉也則知是從中風傳來太陽中風之邪未罷必自汗出當從太陽陽明中風治之宜桂枝加葛根湯解之

沈明宗曰此陽明證而見太陽脉也脉浮而緊太陽表寒未罷之脉潮熱發作有時則陽明裡證已具但浮者太陽風傷衛脉故必汗出也

舒詔曰此條據脉不足憑也況脉浮緊與潮

熱脉但浮與盜汗出皆非的對必有之症也若陽明病潮熱發作有時者當察其表之解與未解胃之實與不實而法治即出其若盜汗出者又當視元氣之虛否裡熱之盛否更辨及其兼症瘀淺法有可憑否則非法也

、周揚俊曰陽明旺於申酉邪熱入裡至晚愈熾如潮信然今傷寒已傳陽明而浮緊之脉仍在則知寒邪勢盛未嘗少衰不至於入裡而為潮熱不止耳若時作時止是陽明而兼少陽證也脉但見浮則是風邪之勢原少殺况少陽氣血俱少本不主汗但其邪熱在内蒸動陽明而陽明多氣多血肉腠自固乖合目時脾氣不運肉腠疏豁之時其汗得以偷出仲景兩言於此一以辨太陽熱邪帰胃見太陽表邪未盡勢必主裡裡未急者仍先汗之可也或兩解之可也且以見盜汗不同於雜證或可以他法治之也

尤在涇曰經熱則盜汗出蓋雜病盜汗為熱在藏外感盜汗為邪在經局箇方用防風治盜汗不止此之謂也

張璐曰脈但浮而盜汗出者太陽風邪將傳少陽之經而未傳也經雖未傳而盜汗之證

先見矣且盜汗雖為少陽證而實不外乎陽明也

、章楠曰寐時蒸汗而出名盜汗也

此條傷寒論輯義第二百十條

陽明中風脉弦浮大而短氣腹都滿脇下及心痛久按之氣不通鼻乾不得汗嗜臥一身及面目悉黄小便難有潮熱時時噦耳前後腫刺之小差外不解病過十日脉續浮者與小柴胡湯脉但浮無餘證者與麻黄湯若不尿腹滿加噦者不治

、金鑑曰續浮之浮字當是弦字始與文義相

屬則可與小柴胡湯若俱是浮字則上之浮旣宜用小柴胡湯下之浮又如何用麻黄湯耶

又註曰中風傳陽明病太陽未罷脉當浮緩今脉弦浮大弦少陽脉也浮太陽脉也大陽明脉也脉旣兼見證亦如之腹滿太陽陽明證也脇下及心痛久按之氣不通快少陽證也鼻乾陽明證也不得汗太陽證也嗜卧少陽證也面目悉黄太陰證也小便難太陽府證也潮熱陽明裡證也噦逆胃敗證也耳前後腫少陽證也短氣氣衰證也凡仲景立法

無方之條皆是此等陰陽錯雜表裡混淆之證但教人俟其病勢所向乘機而施治也故用刺法待其小差若外病不解已成危候如過十日脉續弦不浮者則邪機已向少陽可與小柴胡湯和之使陽明之邪從少陽而解若脉但浮不大而無餘證者則邪機已向太陽當與麻黄湯汗之使陽明之邪從太陽而解若已過十日餘日病勢不減又不歸於胃而成實更加不尿腹滿噦甚等逆即有一二可下之證胃氣已敗不可治也

、程知曰此條全是表證未解而無汗出燥渴

之譫故不用白虎雖有潮熱而無硬滿譫語濈濈汗出之譫故不用承氣不如俟氣之自回猶可漸引其邪從外出也

喻昌曰此條陽明中風之症居七八而中寒之症亦居二三觀本文不得汗及用麻黃湯其義自見也然此一症為陽明第一重症何以知之太陽症既未罷而少陽症亦兼見是陽所居之位前後皆邪而本經之瀰滿流連更不待言矣盖陽明脉本大兼少陽之弦太陽之浮則陽明之大正未易衰也腹滿鼻乾嗜臥一身面目悉黃潮熱陽明之症既盡見

兼以少陽之脇痛太陽之膀胱不利乃至時
時噦耳前後腫則陽明之諸症未易除也所
以病過十日外症不解必審其脉症或可引
陽明之邪從少陽出則用小柴胡湯或可引
陽明之邪從太陽出則用麻黄湯方合法若
不尿腹滿加噦則真氣垂盡更無力可送其
邪故知藥不能治也
柯琴曰本條不言發熱看中風二字便藏表
熱在內外不解即指表熱而言即暗伏內已
解句病過十日是內已解之互文也當在外
不解句上無餘證句接外不解句來刺之是

刺足陽明隨其實而瀉之少差句言內能俱減但外證未解耳非刺耳前後其腫少差之謂也脉弦浮者向之浮大減小而弦尚存是陽明之脉證已罷惟少陽之表邪尚存故可用小柴胡以解外若脉但浮而不弦大則非陽明少陽脉無餘證則上文諸證悉罷是無陽明少陽證惟太陽之表邪未散故可與麻黄湯以解外所以然者以陽明居中其風非是太陽轉屬即是少陽轉屬兩陽相熏灼故病過十日而表熱不退也無餘證可憑只表熱不解法當憑脉故弦浮者可知少陽轉屬

之遺風但浮者是太陽轉屬之遺風也若不尿腹滿加噦是接耳前後腫来此是內不解故小便難者竟至不尿腹部滿者竟不減時時噦者更加噦矣非刺後所致亦非用柴胡麻黄後變證也。太陽主表故中風多表證陽明主裡故中風多裡證。弦為少陽脉耳前後脇下為少陽部陽明中風而脉證兼少陽者以膽為風府故也若不兼太陽少陽脉證只是陽明病而不名中風矣叅看口苦咽乾知陽明中風從少陽轉屬者居多

尤在涇曰此條雖係陽明而已兼少陽雖名

中風而實為表實乃陽明少陽邪閉鬱於經之證也陽明閉鬱故短氣腹滿鼻乾不得汗嗜臥一身及目面悉黃小便難有潮熱少陽閉鬱故脇下及心痛久按之氣不通時時噦耳前後腫刺之小差外不解者脉證少平而大邪不去也病過十日而脉續浮者知其邪猶在經故與小柴胡和解邪氣若脉但浮而無少陽證兼見者則但與麻黃湯發散邪氣而已蓋以其病兼少陽故不與葛根而與柴胡以其氣實無汗故雖中風而亦用麻黃若不得尿故復加滿噦加甚者正氣不化而邪

氣獨盛雖欲攻之神不為使亦無益矣故曰不治

程應旄曰此條所中之氣兼有温邪在内故脉弦浮大裡陽為表陽閉遏萬物所歸之经氣阻塞不通怫之極則擾之極故卒難用治惟照依内經刺篇中之刺法泄去其熱此刺不專為耳腫設小差外不解者内勢漸殺所不解者外不得汗仍潮熱耳此證之用麻黄湯頗同太陽篇中陽氣重故也彼用之於衂血後此用之於刺血後皆是熱已出而汗尚未得耳又曰酌量于柴胡麻黄二湯以通其

久閉總是要得汗耳不尿腹滿加噦胃氣已竭而三焦不復流通邪永無出路矣

方有執曰弦少陽浮太陽大陽明脇下痛少陽也小便難太陽之膀胱不利也腹滿鼻乾嗜卧一身及面目悉黃潮熱陽明也時時噦三陽具見而氣逆甚也耳前後腫陽明之脉出大迎循頰車上耳前太陽之脉其支者從巔至耳少陽之脉下耳後其支者從耳後入耳中出走耳前也不尿腹滿加噦者邪盛於陽明而關格所以無法可治也

徐大椿曰此二條明陽明中風之症有裡邪

用小柴胡無裡邪則用麻黃總以脉證為憑無一定法也若不尿者膀胱氣絶也論中陽明篇云陽明病不能食攻其熱必噦所以然者胃中虚冷故也虚冷二字尤明蓋陽微欲盡也又云大吐大下汗出怫鬱復與之水以發其汗因得噦靈樞云真邪相攻氣并相逆故為噦即呃逆也素問云病深者其聲噦乃肺胃之氣隔絶所致兼以腹滿故不治也章楠曰表裡皆閉脾胃不得升降則時時噦矣三焦盡閉而不尿腹滿不減而反加噦此正不勝邪邪無出路則無法可治也余按方

喻両說皆似是而非者也此條是邪中陽明延及少陽非由太陽所傳而與太陽無涉者何以見之凡風脉皆浮故曰太陰脉浮可發汗厥陰中風脉微浮為欲愈則不獨太陽有浮脉也三焦水道不利而氣閉故按之不通則小便難而水鬱發黃非膀胱病也若膀胱病而小便難必有少腹滿之症今無此證可見非膀胱病更非太陽也陽明經脉行耳前少陽經脉行耳後太陽經脉上頭項至耳上角今耳前後腫而上角不腫頭亦不痛則非太陽矣其無汗者陽明主肉肌肉三焦氣閉

也經曰三焦膀胱者腠理毫毛其應若太陽無汗必惡寒今既無汗而不惡寒可知因三焦氣閉全不涉於太陽也以其邪盛則病重本非太陽而來已及少陽亦非其邪不傳而使危重也邪在陽明經裡兼及少陽則不能用汗法未入於府則不能用下法止有小柴胡和解一法可用並非推之往少陽去路也況陽明經淺少陽經深莫非推向深處其邪反能出乎此更不通之言矣薛生白曰喻嘉言才宏筆肆嘗以大言欺人今觀其所解獨出已見似乎新奇而實非理乃云千古無人

者出豈非以大言欺人者哉然以張路玉之
高明猶抄襲其說可知少有不被其欺者矣
王肯堂曰若不尿腹滿加噦者關格之疾也
故云不治難經云關格者不得盡其命而死
萬密齋曰此條當分作三治法如脉但浮大
無諸裡證者此邪在於經可與麻黃湯以汗
之如脉弦大外證罷者此邪在於裡可與大
柴胡湯下之病過十日外不解脉續浮者此
邪在半表半裡可與小柴胡湯和解之若不
尿腹滿加噦此關格之病也
此條傷寒論輯義第二百三十八條第四本

一百四十

食穀欲嘔者屬陽明也吳茱萸湯主之得湯反劇者屬上焦也

金鑑曰食穀欲嘔屬陽明者以胃主受納也今胃中寒不能納穀故欲嘔也以吳茱萸湯温中降逆而止其嘔可也若得湯反劇者此必非中焦陽明之裡寒乃上焦太陽之表熱也吳茱萸氣味俱熱藥病不合故反劇也法當從太陽陽明合病不下痢但嘔之例治之宜葛根加半夏湯

方有執曰食穀欲嘔胃寒也故曰屬陽明言與惡寒嘔逆不同也茱萸辛温散寒下氣人

參甘溫固氣和中大棗益胃生姜止嘔四物者所以為陽明安穀之主治也上焦以膈言亦戒下之意

喻昌曰此條復辨嘔有太陽亦有陽明本自不同若食穀欲嘔則屬胃寒與太陽之惡寒嘔逆原為熱證相遠正恐誤以寒藥治寒嘔也然服吳茱萸湯轉劇者仍屬太陽熱邪而非胃寒明矣

徐大椿曰食穀欲嘔者受病在納穀之處與乾嘔迥別上焦指胸中陽明乃中焦也

章楠曰胃居中焦以通降為順若陽虛胃寒

而濁壅其肝邪乘虛來侮則食穀欲嘔故以吳萸泄肝邪而降濁人參補中氣姜棗調榮衛也若得湯反劇者邪閉上焦以吳萸參姜反助肝熱而劇也蓋脾胃之氣上行極而下下行極而上其上焦氣閉則升而降故食穀欲嘔當開洩上焦則升降和而自愈不涉於肝也

尤在涇曰食穀欲嘔有中焦與上焦之別蓋中焦多虛寒而上焦多火逆也陽明中虛客寒乘之食穀則嘔故宜吳茱萸湯以益虛而溫胃若得湯反劇則仍是上焦火逆之病宜

清降而不宜温養者矣

舒詔曰食穀欲嘔者當用吳茱萸湯是其治也得湯反劇者是胃有實燥熱勢瀰滿不能容納故食穀欲嘔復得吳萸之燥人參之補所以反劇也胃寒者當惡寒胃熱者當惡熱以此辨明而後用藥則不誤也

柯琴曰胃熱則消穀善饑胃寒則水穀不納食穀欲嘔固是胃寒服湯反劇者以痰飲在上焦為患嘔盡自愈非謂不宜服也此與陽明不大便服柴胡湯胃氣因和者不同

萬密齋曰此陽明證似少陽者也食穀欲嘔

客寒在胃也故主吳茱萸湯若嘔不止反加
甚者屬少陽也小柴胡湯主之
此條傷寒論輯義第二百四十九條

吳茱萸湯方

吳茱萸 一升洗 人參 三兩 肘後方作一兩
生姜 六兩切 大棗 十二枚 擘
右四味以水七升煮取二升去滓溫服七合
日三服

金鑑按羅天益曰仲景之法於少陰則重固
元陽於厥陰則重固生氣厥陰肝木雖為兩
陰交盡而一陽之真氣實起其中此之生氣

一虛則三陰濁氣直逼中上不惟本經諸證悉具將陽明之健運失職以致少陰之真陽浮露而吐利厥逆煩躁欲死食穀欲嘔種種叢生矣吴茱萸得東方震氣辛苦大熱能達木鬱直入厥陰降其陰盛之濁氣用以爲君人參秉中和正氣甘溫大補能接天真挽回性命升其垂絶之生氣用以爲臣佐姜棗和胃而行四末斯震坤合德木土不害一陽之妙用成而三陰之間無非生生之氣矣諸證有不退者乎

、方有執曰吐則傷陽利則損陰厥冷者陰損

而逆也煩躁者陽傷而亂也茱萸辛溫散寒暖胃而止嘔人參甘溫益陽固本而補中大棗助胃益脾生姜嘔家聖藥故四物者爲溫中降逆之所須也

呂震名曰此本溫胃之方而亦以通治厥少二陰吐利垂絶之證蓋陽明居中土食穀欲嘔土受木尅胃氣垂敗按吳茱萸本厥陰藥茲以人參甘草大棗奠安中土而主吳萸溫中散寒以泄土中之木則嘔止而穀可納至少陰病吐利手足逆冷煩躁欲死此因上下交征胃氣隨吐利而將敗而厥陰更得侮其所

不勝病本在腎病機在肺而主治則胃得此
劑補火生土而濁陰自退矣
王晉三曰吳茱萸湯厥陰陽明藥也厥陰為
兩陰交盡而一陽生氣寓於中故仲景治
厥陰以護生氣為重生氣一虧則濁陰上干
陽明吐涎沫食穀欲嘔煩躁欲死少陰之陽
并露矣故以吳茱萸直入厥陰招其垂絶之
陽與人參震坤合德以保生氣仍用姜棗調
其榮衛則參茱因之以承宣中下二焦不治
心肺而涎沫得攝嘔止煩安
、章楠曰吳茱萸苦辛而熱氣臊入肝故其平

肝氣泄胃之功最速因其厥陰中相火為寒邪所激直沖犯胃嘔吐涎沫故又頭痛以厥陰之脉上巔頂也故以吳茱萸散寒平肝為君若桂枝等湯生姜用三兩配棗十二枚以調營衛此生姜用六兩以散逆止嘔使胃濁隨吳茱而下泄大棗仍用十二枚配參以助氣和中取生姜升清降濁與彼之用姜棗調營衛者不同若元陽之氣根於腎由肝膽而升行於三焦乃名相火是故護生陽之氣必以參附為先若吳茱之熱其苦降辛散重用為君反致耗散陽和所以全賴參棗之甘溫

固中則吳茱得建平肝泄濁之功而嘔吐煩躁等證皆可愈

柯琴曰少陰吐利手足厥冷煩躁欲死者此方主之按少陰病吐利煩躁四逆者死此何復出治方要知欲死是不死之機四逆是兼脛臂言手足只指指掌言稍甚微甚之别矣岐伯曰四末陰陽之會氣之大路也四街者氣之經絡也絡絶則經通四末解則氣合從合在肘膝之間即四街也又謂之四關夫四郊擾攘而關中猶固知少陰生氣猶存然五藏更相生不生即死少陰之生氣注於肝陰

盛水寒則肝氣不舒而木鬱故煩躁肝血不
榮於四末故厥冷木欲出地而不得出則中
土不甯故吐利耳病本在腎而病機在肝不
得相生之機故欲死勢必溫補少陰之少火
以開厥陰之出路生死關頭非用氣味之雄
猛者不足以當絕處逢生之任也吳茱萸辛
苦大熱禀東方之氣色入通於肝肝溫則木
得遂其生矣苦以溫腎則水不寒辛以散邪
則土不擾佐人參固元氣而安神明助姜棗
調營衛以補四末此撥亂反正之劑與麻黄
附子之拔幟先登附子真武之固守社稷者

鼎足而立也若命门火衰不能腐熟水穀故食穀欲嘔吐涎沫而頭痛是脾腎虛寒陰寒上乘陽位也用此方鼓動先天之少火而後天之土自生培植下焦之真陽而上焦之寒自散閑少陰之闗而三陰得位者此方是也

此方傷寒論輯義在二百四十九條

傷寒嘔多雖有陽明證不可攻之

金鑑曰傷寒三陽多有嘔證以其風寒之表未除胸中陽氣為寒所欝故皆不可攻下也其乾嘔而惡寒發熱者屬太陽也喜嘔而寒熱往來者屬少陽也今雖祇有惡熱不惡寒

大便硬之陽明證而嘔多亦不可攻之其氣逆在上而未斂為實也

沈明宗曰惡寒發熱之嘔屬太陽寒熱往來之嘔屬少陽但惡熱不惡寒之嘔屬陽明然嘔多則氣已上逆邪氣偏侵上脘或帶少陽故雖有陽明證慎不可攻也

程郊倩曰陽明以下行為順嘔多則氣逆逆則中焦氣微不能下達亦令大便閉誤攻則下虛而上愈逆隔噎反胃之萌種此矣

柯琴曰嘔多是水氣在上焦雖有胃實證只宜小柴胡以通液攻之恐有利遂不止之禍

要知陽明病津液未亡者慎不可攻蓋腹滿嘔吐是太陰陽明相關證胃實胃虛是陽明太陰分別處胃家實雖變證百出不失為生陽下利不止參附不能挽回便是死陰矣

萬密齋曰嘔者熱在上焦未全入府故不可下

章楠曰胃寒則嘔多兼少陽之邪則喜嘔故雖有陽明證不可攻下也若胃寒而攻之必下利清穀兼少陽而攻之必挾熱下利矣

方有執曰嘔屬太陽故曰嘔多雖有陽明不可攻以多則太陽猶有未除可知也雖字當

玩味

周揚俊曰嘔屬太陽況嘔多尚在上焦也設因陽明府證兼見竟行攻下將在表之邪乘虛內入在上之邪因之下陷幾何不至於危殆乎況少陽經證亦有喜嘔者尤當從和而不從下也

陳脩園曰此條言胃氣虛者不可下也且陽明有胃氣有悍氣有燥氣胃氣者柔和之氣也悍氣者慓悍滑利別走陽明者也燥氣者燥金之氣也病在悍氣者可攻病在燥氣者可攻病在胃氣者不可攻病在燥氣者而胃

氣虛亦不可攻故此三節俱言不可攻也
朱肱曰無陽則厥無陰則嘔嘔者足陽明之經足陽明之氣本不行今厥而上行故為氣逆氣逆則嘔仲景云嘔多雖不大便不可下可與小柴胡湯上焦得通津液得下胃氣和浹濈然汗出而解大抵嘔證不一各有治法要之小柴胡尤相當耳與小柴胡胸脇滿而嘔日晡發潮熱者可小柴胡加芒硝也若嘔不止心下急大便秘方加大黄大柴胡治嘔最壯為內有枳實去穢壓虛氣須是去大黄如本條之症宜用官局桔梗湯最良亦用枳

實耳

戴元禮曰陽明病雖顯然有可下症者兼嘔多猶屬上焦未可遽下宜小柴胡湯若獨見太陽症或嘔瀉者恐鬲間有痰飲停滯且以二陈湯定之候嘔吐定徐進解藥若先嘔却渴者猪苓湯先渴却嘔者治鬲间之水小半夏茯苓湯嘔而吐涎沫者吴茱萸湯太陰厥陰間有嘔吐太陰理中湯厥陰四逆湯並加生姜以上陰症乃陰中之陰宜用熱劑陽入陰者能為利而不為嘔嘔屬上而近于外也陽之所入者深故利也又有陽症新瘥而嘔

別無所因此餘熱在胃脘也宜竹葉石膏湯或橘皮竹茹湯太陽而嘔者必是合病乃病漸入内非正太陽也蓋太陽見嘔非合陽明則合少陽其嘔為熱忌用熱剂也有人初病具太陽症而嘔一家少長相似與養胃湯俱立效此時行之氣適然是為傷寒雜病又非可以正經傷寒以律之也

李中梓曰嘔多水氣在上焦也雖有胃實症只宜小柴胡以通泄悮攻必至利不止

沈金鰲曰傷寒嘔多雖有陽明症不可攻之宜黄芩生姜半夏湯

喻昌曰嘔多諸病不可攻下不特傷寒也

此條傷寒論輯義第二百十三條

夫病陽多者熱下之則鞕金鑑立在不可下篇

金鑑曰陽病裡熱多者宜下表熱多者宜乎汗若表裡熱多當兩解之也若单下之表不解則裡並表熱内陷因作鞕也

張璐曰陽熱證多即有陽明證見亦屬經證不可下也不當下而悞下之則陽邪乘並内陷不作結胸則為痞鞕也

程郊倩曰陽病謂表裡熱俱多下之則胃中水竭其鞕也非轉屬陽明之鞕也

一百四
三

·章楠曰陽氣多者邪易化熱熱盛則陰傷下之再傷其陰液則腸胃燥而便必鞕也當滋津液不可更下也

無陽陰强大便鞕者下之必清穀腹滿 同上

·金鑑曰亡陽陰盛燥而無熱雖大便鞕者此乃不大便無所苦之鞕也下之則中寒猶盛故必利清穀腹滿矣

·成無已曰無陽者亡津液也陰多者寒多也大便鞕則為陰結下之虛胃陰寒內甚故清穀腹滿

·方有執曰陰以寒言强猶言多也清穀陰不

能化也腹滿陰寒凝滯而内脹也

周揚俊曰無陽陰强其人陽氣素虛陰邪搏擊於胸中上焦不通津液不行所以便硬原非大寔大硬下之必下利清穀而腹滿也未說到痞字此時用導法為宜耳

張璐曰少陰中風腹滿不食誤下亦有此證然陽明無陽陰强誤下而清穀腹滿可用瀉心湯倒治若少陰中風誤下而清穀腹滿者即用四逆湯恐亦不能挽回也

章楠曰凡陽虛而濁陰不化者無津液輸布則中腸枯燥大便必硬是謂無陽陰强即陰

結是也須用姜附薤蓉通陽潤燥若昧者見其便硬而攻下之則脾胃傷而下利清穀腹反脹滿所謂藏寒生滿病也清穀者下泄清稀完穀不化其陽敗甚矣

陽明自解證第二

陽明病欲解時從申至戌上

金鑑曰凡陽明病無論在經在府兑乘其旺時而解申酉戌陽明旺時也經氣旺則邪氣自退故解也

張志聰曰經云日西而陽氣衰陽明之所主也從申至戌上乃陽明主氣之時表裡之邪

欲出必隨旺時而解

柯琴曰申酉為陽明主時即日晡也凡稱欲解者俱指表而言如太陽頭痛自止惡寒自罷陽明則身不熱不惡熱也

陈脩園曰陽明旺於申酉病氣得天時之助也然此言陽明之表證出微汗而解若胃實之證值旺時更見發狂譫語矣

胃實不便

不大便大便難大便硬燥屎悉屬裡證宜下者多矣然而有表未罷風濕相搏尤宜先解表已而下之可也如經曰傷寒不大便六七日頭痛

有熱者小便清知不在裡仍在表是也其證多見於陽明蓋胃土萬物所歸無所復傳自太陽少陽傳入者衆所共知而於三陰傳入者鮮或能識若能熟視其微則三陰有急下之證多矣豈非仲景之微意歟 叅明理論

太便難大便硬燥屎悉屬裡證宜承氣下之然必候其舌胎黃厚焦刺腹中硬滿脹痛方可議下 叅傷寒指掌

吳坤安曰按承氣症後人以熟地歸芍養陰之品用代大黃芒硝等藥者非蓋傷寒熱病每每不得大便若腹中無痞滿硬痛之狀者

非承氣症外雖有潮熱譫語自汗等症亦只宜清火潤燥養陰聽其自然不可攻下所謂下不嫌遲也必腹中痞滿燥實而脹痛者方是承氣的證斯時燥屎積壘胃底陽土亢極胃水欲涸若不急下則地道不通而死故以芒硝軟堅朴實推送大黃達下則燥矢得下腸胃通和而解所以土鬱奪之也養陰之品惟宜施於汗後餘熱未清二便雖秘絕無硬滿之苦者此法方為切當附記於此以俟臨症者審察焉

傷寒陽脉微而汗出少為自始汗出多為太過

陽明脉寔因發其汗汗出多者亦為太過太過者陽氣絶於裡陽氣絶於裡則津液竭熱結在内故大便牢而不通也　叅病源

大便不通者陽明内實也因發汗利小便過多致津液耗損腸胃乾燥而轉屬少陽陽明者多矣其人發渴讝語脉實狂妄潮熱自汗小便亦或小腹遶臍硬痛舌胎黄黑乾烈並宜三承氣選用凡欲攻之當先與小承氣服後轉矢氣者與大承氣湯凡不大便而脉遲滴循衣摸床直視喘急為真陰内竭舌黑唇焦齒根灰腐者為燥屎上衝皆死候也　叅緒論

凡傷寒當下者不宜用丸藥以丸藥不能滌蕩熱邪而但能損正氣也 參景岳

脾約大便難麻仁丸陽結不大便大柴胡下麻仁丸陰結不大便四逆湯加姜汁白蜜下金液丹○婦人血風崩漏男子失血過多內有燥熱撮空閉目錯語神昏而不大便者生地黃黃連湯加荊芥脉實稍加酒大黃○大病後津枯氣逆攻痛大便不行當歸三錢生枳殼陳皮人參各一錢入姜汁白蜜熱服若血盛至夜有熱加二地餘熱不盡并溺赤澁加二冬切不可用潤腸麻仁等丸 參路玉

傷寒若下後或發汗後而大便仍不通者此津液内竭宜用蜜導或猪胆導法若帶嘔者未全入府雖有陽明證不可攻之若小便清者知邪不在裡而仍在表亦不可攻之若瘥後食早胃氣不能運行而不便分輕重以消導之若病後血少腸胃燥澁而不便者又分老壯以滋潤之也　叅天士

傷寒與温病邪雖不同皆屬無形之氣傷寒之有燥屎並非是氣結乃寒邪化熱津液耗傷糟粕煉成燥矢耳温熱病之大便不閉為易治者以藏熱移府邪有下行之路所謂府氣通而藏

氣安也設大便閉者熱爍胃津日久亦何嘗無燥屎宜下之證哉惟傷寒之大便不宜早解故必邪入於府始可下其燥矢温熱由腑及胃雖不比疫症之下不嫌早而喜其便通宜用清涼故結成燥矢者校少耳 叅士雄

濕熱病原有可下之症惟濕未化燥府實未結者不可下也下之利未止如已燥結亟宜下奪否者垢濁熏蒸神明蔽塞腐腸爍液莫可挽回較傷寒之下不嫌遲去死更速也 同上

陽明温病諸證悉有而微脉不浮者小承氣湯微和之 叅温病條辨

陽明温病無汗小便不利譫語者先與牛黄丸不大便再與調胃承氣湯同上

呉鞠通曰無汗而小便不利則大便未定成硬譫語之不因燥屎可知不因燥屎而譫語者猶係心包絡證也故先與牛黄丸以開内竅服牛黄丸内竅開大便當下蓋牛黄丸亦有下大便之功能其仍然不下者無汗則外不通大小便俱閉則内不通邪之深結於陰可知故取芒硝之鹹寒大黄甘草之甘苦寒不取枳朴之辛燥也傷寒之譫語舍燥屎無他證一則寒邪不兼穢濁二則由太陽而陽

明温病讝語有因燥屎有因邪陷心胞一則
温多兼穢二則自上焦心肺而來學者常須
察識不可岐路亡羊也
陽明温病無上焦證數日不大便當下之若其
人陰素虛不可行承氣者增液湯主之 同上
吳鞠通曰此方所以代吳又可承氣養榮湯
法也妙在寓瀉於補以補藥之体作瀉藥之
用既可攻寔又可防虛余治体虛之温病專
以此法用之無不應手而效增液方元參
冬細生地
陽明温病下之不通其證有五應下失下正虛

不能運藥不運藥者死新加黃龍湯主之喘促不寧痰涎壅滯右寸實大肺氣不降者宜白虎承氣湯主之左尺牢堅小便赤痛時煩渴甚導赤承氣湯主之邪閉心包神昏舌短内竅不通飲不解渴者牛黃承氣湯主之津液不足無水舟停者間服增液再不下者增液承氣湯參鞠通吳鞠通曰經謂下不通者死蓋下而至於不通其為危險可知不忍因其危險難治而遂棄之茲按温病中下之不通者共有五因其因正虛不運藥者正氣既虛邪氣復實勉擬黃龍湯以人參補正以大黃逐邪以冬地增

液邪退正存一綫即可以大隊補陰而生此邪正合治法也其因肺氣不降而裡證又實者必喘促寸實則以杏仁石羔宣肺氣之痺以大黄逐腸胃之結此藏府合治法也其因火府不通左尺必現牢堅之脉小腸熱盛下注膀胱小便必涓滴赤且痛也則以導赤去淡通之陽藥加連柏之苦通火府大黄芒硝承胃氣而通大腸此二腸同治法也其因邪閉心胞内竅不通者先與牛黄丸再與承氣之法此條係已下而不通舌短神昏閉已甚矣飲不解渴消亦甚矣校前條僅僅讝語則

更急而又急立刻有閉脫之虞陽明大實不通有消亡腎液之虞其勢不可少緩須臾則以牛黃丸開少陰之閉以承氣急瀉陽明救足少陰之消此兩少陰合治法也再此條亦係三焦俱急當用承氣陷胸合法者參看其因陽明大熱津液枯燥水不足以行舟而結糞不下者非增液不可服增液兩劑法當自下其或藏燥太甚之人竟有不下者則以增液合調胃承氣湯緩緩與服約二時服半杯沃之此一府中氣血合治法也

大便燥結轉屎氣極臭此下之無辭但有血液

枯竭者無表裡證虛燥不可下宜六味地黃丸料加麥冬五味煎成入人乳減半飲之

○不眠 血證論有五藏不得卧同叅

不得眠陰陽皆有之正病不得眠者陽明也若少陰當病於欲寐今乃不得眠緣陽氣入少陰經非少陰正病也有因汗下而然者有不因汗下而然者有因火逆而然者治見本條但不得眠皆為熱證其有太陽汗下之後晝日燥躁不得眠一證雖用乾姜附子湯蓋復其汗下所亡之陽非治其所感之寒病也不得眠為常證然少陰脉沉細自利煩躁不得眠者死傷寒發熱

下利厥逆煩躁不得眠者亦死俱為正氣弱陽不能復故也 參明理論

汗為火之液汗多則神昏故不眠大熱則神不清故不眠大下則動血心主故不眠瘥後熱氣未散陰氣未復故不眠 活人書

有承氣症脉弦長小便不利大便乍難乍易微熱喘冒不得卧者燥屎也 有梔子豉湯症發熱汗出不惡寒反惡熱咽燥口苦而喘煩躁不眠者內熱欲出也又有汗吐下後虛煩不得眠反覆顛倒心中懊憹亦梔子豉湯或竹葉石羔湯 參傷寒指掌

陽盛陰虛則晝夜不得眠陰盛陽虛則嗜臥不欲起蓋夜以陰為主陰氣盛則目閉而安臥若陰虛為陽所勝則終夜煩擾而不眠也心藏神大汗後則陽氣虛故不眠心主血大下後則陰氣弱故不眠熱病邪熱盛神不清故不眠新瘥後陰氣未復故不眠若汗出鼻乾而不得眠者又為邪入表也亦有至夜安靜而晝日煩躁不得眠者此汗下後暴傷其陽氣所致也 希天士

太陽脈浮數身疼無汗煩躁不眠者宜汗之則愈

◎陽明標熱頭額痛目疼身熱鼻乾不眠脈長者宜葛根解肌湯汗之脈洪數表裡俱熱煩

渴舌燥飲水者白虎加人參湯主之若蒸蒸發熱大便秘硬者調胃承氣湯主之外有傷寒已解或因食復劇煩悶乾嘔口燥呻吟錯語不得眠者黄連解毒湯主之若表裡大熱舌燥飲水者人參白虎湯合解毒湯主之◎凡少陽發熱口苦心煩不得眠脉弦數者小柴胡加黄連山梔子之類若虛弱人津液不足者加麥冬酸棗仁之類◎太陽病發汗後不得眠脉浮數微熱煩渴小便不利者五苓散主之脉數大者宜人參白虎湯或竹葉石羔湯不可用五苓散也◎凡汗下後虛煩不得眠者加味温胆湯酸棗仁

湯梔子烏梅湯硃砂安神丸之類　吳綬

傷寒邪熱傳裡陰為陽擾所以卧眠不甯蓋陽主動動則使人煩心不得眠若邪氣在表必無熱邪内擾之理故少陰雖有煩心不眠皆為傳經熱證而非直中陰寒陰主靜靜則多眠安有反不得眠之理◎不得眠有數證皆為陽盛切禁温劑惟汗吐下後虚煩脉浮弱者因津液内竭則當從權用真武温之此太陽壞病治例而非少陰陰寒之謂也◎又太陽病二三日不得眠但欲起心下結脉微弱者用理中湯亦是因寒飲在胸中所以宜温而不宜下下之利不止

也外此皆不可用温也◎表邪失汗傷陰身大熱善忘時驚悸乾嘔錯語呻吟不得眠犀角地黄湯◎傷寒壞病久不愈常不得眠或心脾氣血素虧而驚悸不寧不得眠諸藥不效者大劑獨參湯或歸脾湯並用送下養正丹參緒論膽虚不眠寒也酸棗仁炒為末竹葉湯調服膽實多睡熱也酸棗仁生為末姜茶汁調服海藏温膽湯治大病後虚煩不得眠六一散加牛黄治煩不得眠戴云不寐有數種有病後虚弱及年高人陽衰不寐有痰在膽經神不歸舍亦令不寐虚者六君子湯加炒酸棗仁炙黄芪各一

錢瘦者宜温膽湯減竹茹一半加南星炒酸棗仁各一錢下青靈丹○大抵驚悸健忘怔忡失志心風不寐皆是膽涎沃心以致心氣不足若用涼心之劑太過則心火愈微瘦涎愈盛病愈不減惟當以理瘦氣為第一義導瘦湯加石菖蒲半錢○喘不得卧以喘法治之○厥不得卧以脚氣法治之

靈樞邪客篇曰夫邪氣之客人也或令人目不瞑不卧出者甲乙經曰衛行於陽陽氣滿不得入於陰陰氣虛故目不瞑夫瞑閉目也晝起夜卧此其常也今夜不得瞑目者由衛氣獨行於

陽不得入於陰也獨行於陽故陽盛不入於陰故陰虛此所以不交睫也不然何以靈樞曰問曰陽氣盡陰氣盛則目瞑叅內經[illegible]道人卧則血歸于肝今血不靜卧不歸肝故驚悸而不卧也叅綱目

經義有因欠而不卧有因少壯老人氣血之盛衰而論卧與不卧有因腫而不得卧有因不能正偃而不得卧有因病不得卧有因外邪飲食不節不得卧有因胃脉逆上不得卧此皆因病所致非爲講不得卧之病◎傷寒但有陽明病不得眠不得卧者胃不和也不可誤以真陰精

血不足大誤後人◎不寐與心神不甯病屬二端不可混而為一只有心火妄動而神不安未闔陽有所歸而神安也◎不得安寐而用熱藥謂之誤治妄投◎心藏神肝藏魂二藏之火妄動則神魂不甯而不寐非營氣不足也◎內經不講心惟講和胃而通陰陽故用半夏秫米湯

不寐之症屬痰火者多 葉天士

痰火擾亂心神不甯思慮過傷火熾痰鬱而致不眠者多矣有因腎水不足真陰不升而心陽獨亢者亦不得眠有火鬱不得疏散每至五更隨氣上升而發躁便不成寐此宜用解鬱清痰

降火治不寐為要法東皐 葉天士 曰徐東皐所說乃是正論

自汗

自汗者不因發散而自汗出也蓋衛為陽能護衛皮膚肥實腠理禁固津液不得妄泄若邪干於衛衛不能衛固於外則皮膚為之緩腠理為之疎由是津液妄泄濈濈然潤漐漐然出謂之自汗也風與暑濕之邪皆令自汗惟傷寒獨不出汗因傷營而不傷衛是以膚腠閉密汗不出也始雖無汗及邪熱入裡傳而為熱亦令汗自出以熱則榮衛通腠理開而汗泄矣然自汗之症

又有表裡之別虛實之異若汗出惡風及微惡寒者皆表未解而為陽明表症宜解肌桂枝湯至於漏不止而惡風及發汗後反惡寒者此屬表虛宜溫之玉屏風加附子若身熱汗出不惡風寒者此為表解屬裡為陽明本病大熱煩渴白虎症便硬譫語承氣症

似陽明症一曰柔痙發熱汗出不惡寒似陽明而身反張為異一曰風溫汗出身熱似陽明而脉浮身重多眠為異 以上參傷寒指掌

傷寒與旨云傷風則惡風自汗傷濕則身重自汗中暑則脉虛自汗煩渴濕溫則妄言自汗風

溫則鼾眠自汗，柔痓則搐搦自汗，霍亂則吐瀉自汗，陽明則潮熱自汗，陰虛則身倦自汗，亡陽則遂漏不止自汗，各開本條，不及細載。或汗出如貫珠，喘而不休，又為衛絕不治之症。然汗出要手足俱周，徧身悉潤，漐漐然一時汗出熱止身涼，乃為佳兆。參準繩

活人云：傷風自汗，桂枝湯。海藏云：陽明自汗，白虎湯；少陰自汗，四逆湯。朱肱曰：衛不和自汗，傷風自汗，亡陽自汗。參傷寒綱目

仲景曰：病人藏無他病，時發熱自汗出而不愈者，此衛氣不和也，先其時發汗則愈，宜桂枝湯。

蓋麻黄乃發汗之峻劑惟無汗者宜之桂枝則於發汗之中仍寓固衛之氣故汗出而復發其汗者不取麻黄而取桂枝也

其有因裡實而汗自出者傷寒經云陽明病其人多汗以津液外出胃中燥大便必鞕鞕則讝語小承氣湯主之又云陽明病發熱汗多者急下之宜大承氣湯蓋裡既通則邪熱下行而汗自止矣

又有汗多亡津液而邪猶在於經未入於府者經云服桂枝湯大汗出後大煩渴脉洪大者白虎加人參湯主之蓋必急救其陰則煩渴除而

汗亦止矣　以上錄傷寒尋源

金鑑曰自汗在太陽謂之風邪桂枝湯證也在陽明謂之熱越白虎湯證也若大熱蒸蒸汗出過多則宜調胃承氣湯急下其熱救其津也若更兼發熱下利不休內外兩脫故凶也

諸陽主表在於膚腠之間若陽氣偏虛則津液發泄故為汗汗多則損於心心液為汗故也診其脉寸口弱者陽氣虛為多汗脉也　病源

其人素虛或勞傷或大病後腠理虛陽不能衛外而為固則自汗宜用參芪五味苓朮甚則加桂附如乾姜半夏陈皮開達之藥皆不可用

汗有心家之汗太陽津液之汗俱不可出惟陽明水穀之汗雖出無害故陽症傷寒熱氣薰蒸毛竅開發溱溱而自出亦猶滾湯貯于器中熱氣上蒸而外濕也若汗不出熱氣不得泄必鬱而發黃即宜清涼以解其熱而汗自止不必用止汗之藥 薛公望

素問云陽氣有餘為身熱無汗陰氣有餘為多汗身寒陰陽有餘則無汗而寒◎又曰肺脉緩甚為多汗◎又曰肺脉耎而散者當病灌汗至令不復散發也◎又曰尺濇脉滑謂之多汗◎又曰飲食飽甚汗出於胃驚而奪精汗出於心

持重遠行汗出於腎疾走恐懼汗出於肝搖体勞苦汗出於脾◎又曰陽之汗以天地之雨名之◎又病身熱解惰汗出如浴惡風少氣病名酒風◎王肯堂曰凡眠熟而汗出醒則倏收者曰盜汗亦曰寢汗不分寐寤不由發表而自然出者曰自汗若勞役因動汗出非自汗也傷寒脉緊麻黃葱豉發之汗出於衛傷寒脉緩白朮桂枝止之汗出於榮往来寒熱脇柴胡連翹和之汗出於少陽体若燔炭地骨皮秦艽解之汗出於三焦厥而抑鬱柴胡麻黃發之汗出於血熱聚於胃大黃芒硝下之汗出足陽明陰毒大

汗附子乾姜温之汗出於三陽五藏皆有汗不獨心也汗皆為虛心虛則頭汗肝虛則脊汗腎虛則囊汗肺虛則胸汗脾虛則手足汗人弱而喘出一處之汗久而不愈即此經虛也幼壯之人手足多汗者因肝盛力強亦常疏達脾土而然非病也 王蓮昌

頭汗出

金鑑曰陽明熱不得越上蒸于首而頭汗出者不惡寒而惡熱寒濕客搏于經而頭汗出者必惡風惡寒也或因黄癰未發或因濕家誤下或因水結胸蒸或因火劫熱迫或因陽明蓄血或

因熱入血室皆令成之則當分门施治可也頭乃諸陽之會熱蒸於陽故但頭汗也三陰無頭汗其經不上頭故也偏身有汗謂之熱越但頭汗出而身無汗者熱不得越而上達也且邪但在表則無頭汗之證必也寒濕相搏與邪在半表半裡乃有頭汗也濕家但頭汗出欲得被覆向火者寒濕相搏故頭汗也此皆不得謂之逆然小便不利而成關格若頭汗者乃陽脫也經云關格不通不得尿頭無汗者生有汗者死又濕家下後頭額汗出而微喘者亦陽脫也經云濕家下之額上汗出小便不利者死下利不

止者死二證乃頭汗之逆 準繩

發黃頭汗出者熱不得越而上泄也○背强惡寒頭汗出者寒濕客搏經絡也○下血譫語頭汗出者熱入血室也○虛煩懊憹頭汗出者邪客胸中熱氣蒸于上也○水結胸頭汗出者水氣停畜不得外行也○往來寒熱頭汗出者火邪薰蒸上炎也 同上

病人表實裡虛元府不開則陽氣上出見於頭凡頭汗出者五藏乾枯胞中空虛津液少也愼不可下下之則重虛 活人書

頭汗出劑頸而還血證也額上偏多者屬心部

為血證也獨益中州脾土以血藥治之海藏

但頭汗出者在傷寒小柴胡湯加歸尾桃仁山甲丹皮梔子在溫病柴胡清燥湯加山甲桃仁黃連大黃芒硝寒溫條辨

手足汗

手足即四肢也四肢乃諸陽之本胃主四肢為津液之主手足汗者是陽明之症也然有自汗出有頭汗出有手足汗出者悉屬陽明症也若一身汗出謂之熱越是熱外達也若頭汗出是熱不得越而熱氣上達者也今手足汗出為熱聚於胃蒸其津液而傍達於四肢手足也故手

足識識然汗出且小便自利胃中津液必乾大便必硬本當攻也◎陽明病手足汗濈熱譫語便硬者下之◎若陽明胃土中寒脾不約束津液橫溢四肢猶如陰盛淫雨滂沱故汗出而冷也陽虛失運中寒不化故不能食而小便不利也大便必先硬後溏今雖便硬而手足汗出非陽明實熱者比慎不可攻攻之必作固瘕泄瀉澄清不止也宜厚朴甘草生姜半夏人參湯或理中湯主之是以有表氣理中之不同以上秦華紹陽寒指掌葉天士

◎潮熱

潮熱者若潮水之潮其來不失其時一日一發

日晡時至者是也日若三五發即是發熱非潮熱也潮熱者以表邪傳至陽明胃府胃實而致潮熱也盖陽明旺於未申時所以發於日晡是日晡所發潮熱者屬陽明也惟其陽明故潮熱為可下之症經曰潮熱者胃實也又曰潮熱者此外欲解可攻其裡又曰若熱不潮未可與承氣湯雖然潮熱屬裡實可下之症或脉浮而緊潮熱而利或小便難大便溏與夫潮熱於寅卯則屬少陽潮熱於巳午則屬太陽是皆尚有表邪未全入裡先須解表待小便利大便硬而燥渴者方可攻之　葉天士

陽明病潮熱譫語大便硬者可與承氣不硬不可與若陽明病潮熱大便溏小便自利胸脇滿不去者小柴胡湯　傷寒指掌

潮熱而嘔胸脇滿盗汗者不可下柴胡桂枝湯潮熱而脇下汗出為胆實大柴胡湯手足心汗出者為胃實大承氣湯二處無汗為結未實尚宜小柴胡和解俟結定攻之　路玉

冬月陽明潮熱脉浮而緊者發作有時但脉浮者必盗汗黄芩湯主之　活人書

更有癉瘧者但熱不寒發作有時此亦陽明經熱其熱止在於經未入於府其病不從傷寒來

故名之曰痺瘧仲景不立方而但曰以飲食消息之要之甘寒徹熱與治陽明經熱同治也尋源

至於溫病邪鬱胃中但有潮熱愚以增損大柴胡湯甚則加味六一順氣湯寒溫條辨

每遇夜身發微熱病人不覺早起動作無事飲食如常既無別證可疑只是血虛陰不濟陽宜潤補之茯苓補心湯候熱稍減繼以養榮湯十全大補湯王肯堂

◎讝語

讝語譫語皆胃中熱甚心為熱冒則神識昏亂而語言謬妄也輕者睡中呢喃重者寤亦妄語

經謂譫語獨語狂語及語言不休與言亂者由其熱之輕重也◎諸症譫語脉短者死脉自和者愈身微熱脉浮大者生逆冷直視脉沉細者死或氣逆而喘滿或氣奪而自利皆為逆也◎陽明胃實則潮熱譫語汗出脉滑疾胃中有燥屎也宜下之◎但如發汗後下利後下血後俱有譫語悉屬虛 以上希準繩

大抵熱入於胃水涸糞燥必發譫語經曰邪氣盛則實實則譫語 葉天士

金鑑曰心氣實熱而神有餘則發為譫語譫語為實故聲長而壯亂言無次數數更端也心氣

虛熱而神不足則發為鄭聲鄭聲為虛故音短而細只將一言重複呢喃也◎凡譫語鄭聲與陽經同見者均屬熱症可以攻之與陰經同見者總為寒症可以溫之若陽經無可攻之證當清解之陰經無可溫之證當清補之

譫語症有補虛一法如素問云詀語者氣虛獨言也難經曰脫陽者見鬼仲景謂亡陽詀語即此義也故樓英云余用參芪歸朮治詀語得愈者百十數豈可不分虛實一概用黃連解毒大小承氣等湯以治之乎王海藏亦云黃芪湯治傷寒或時悲哭或時太息或語言錯亂失次世

疑作詀語狂言者非也神不守舍耳兩手脈浮沉不一按全無力浮之損小沉之損小皆陰脈也甚者調中丸或理中丸

譫語陰症手足冷脈細微者宜四逆湯活人用白虎湯海藏用黃芪加乾姜湯 以上王肯堂

吳綬曰治傷寒熱甚心煩有疫神昏譫語者以竹瀝一盞生天花粉汁一盞服之或加好金子三五錢同煎妙按此諸方內熱不禁下者可用

大抵鄭聲乃因內虛正氣將脫而言皆不足之貌如手足並冷脈息沉細口鼻氣息短少所說言語輕微無力氣少難以應息者皆元氣將脫

也或吃逆不止神昏氣促不知人事者死如氣息不促手指頗温其脉沉細而微者急以附子湯倍人參主之或以接氣丹黑錫丹兼進一二服以助其真氣或濃煎人參徐徐服之或未可用附子者以三白湯倍人參主之

温病熱鬱三焦神昏氣亂譫語不識人者以升降凉膈六一解毒承氣之類消息治之若誤服表藥譫語悶亂者增損三黄石羔湯加大黄若蓄血譫語大便黑小便利在傷寒桃仁承氣湯在温病解毒承氣湯加夜明砂穿山甲桃仁丹皮下利譫語脉滑而數有宿食也 寒温條辨

◎狂亂

經曰邪入於陽則狂又曰重陽則狂諸經之狂為陽盛也傷寒熱毒在胃併於心則主發狂邪熱極矣用甘草湯候冷調下鵲石散二錢

如狂症◎太陽蓄血發狂則少腹硬痛小便自利陽明畜血如狂則喜忘大便黑均桃仁承氣湯主之◎又有陽盛陰虚之人作汗將解之時奄然發狂濈然汗出而解者當須識之不可與藥也其或狂言目反直視為腎絕汗出輒復熱狂言不能食皆為死證非藥石所能及也準繩

凡胃熱乘心則昏狂亂表實無汗者三黄石膏

湯裡實不便者承氣湯無表裡症而熱極者白虎解毒等湯、金鑑

凡發狂奔走勢不可遏須置火盆於病人處用醋一碗傾於火炭上令其氣衝入病人鼻内仍將姜汁噴其頭面身体手足即安方可察其陽狂陰躁而施治也、天士

凡温熱時行發狂得汗者生不得汗者死脉小厥逆者不治、路玉

凡發狂本屬陽明實熱之證蓋陽明為多氣多血之經或傷寒陽邪傳入府或温病陽邪延自胃府熱結不解因而發狂也傷寒、温病雖根源

不同至於發狂皆邪熱已極使非峻逐火邪則不能已察其大便硬結或腹滿而堅或溼滯膠閉或血熱下利或熱結旁流有可攻之證酌用大小承氣涼膈六一解毒承氣之類下之如無脹滿結實等證而惟胃火而然者但以白虎湯三黃石羔大小清涼之屬清其火邪其病自愈矣溫病多畜血陽明以黃連解毒湯送下代抵當丸去桂加牛膝丹皮（寒溫條辨）

如狂之證或由失志而病其病在心或由悲憂而病其病在肺或由失精而病其病在腎或由鬱怒思慮饑餓勞碌而病其病在肝脾其證所

謂虛狂是也凡治此者須辨血氣陰陽四損何在其有虛而挾邪者邪在陽與氣分宜補中益氣湯大温中飲邪在陰與血分宜補陰益氣煎理陰煎設有邪氣閉結勢不能下者必以黄龍湯或大柴胡湯加人參其虛而無邪者在陽與氣分宜八珍十全腎氣丸料右歸丸在陰與血分宜六味丸料其虛而挾寒者宜四逆湯加人參右歸丸料其虛而挾火者宜六味丸料左歸丸料此方治之宜大略如此若夫潤澤之則在醫者活法耳寒温條辨

○循衣摸床

循衣摸床危惡之候也有二證其一由太陽中風以火劫汗因成壞病撚衣摸床小便利者生不利者死其一由陽明裡熱之極循衣摸床脉弦者生濇者死準繩

此為危惡之候陽明裡熱之極脉弦者生脉濇者死以弦長胃氣尚存承氣可下故也然亦危極矣蓋生者未必盡生而死者決無可生之理若見于三法之後乃大虛之兆不必辨其陰陽虛實當以獨參湯六味飲時時與之每有生者也傷寒指掌

循衣撮空非大實即大虛也實而便秘大承氣

湯瀉之虛而便滑獨參湯補之厥逆加附子若亡血者又當以生地黃黃連湯也路玉

王海藏曰許學士云作循衣撮空是肝熱風淫末疾此論誠當然莫若以為肺熱之邪其人妄言亂語難經云肺邪入心為譫語

沈金鰲曰婁全善嘗治循衣摸床數人皆用大補氣虛之劑惟一人兼瞤振代遂于補劑中略加二分桂亦振止脉和而愈此亦偏治之法也由于偶中未可奉為科律也

華陀曰傷寒循衣摸床者死虛極熱極不下必死者黃龍湯大抵陰陽二氣將絶者則妄言撮

空也汪訒菴曰妄言撮空有因氣盛陽脱而然者皆宜參附補劑確有至理若温病陽明邪熱亢祕上乘心肺致令神志昏憒多有撮空之證宜解毒承氣湯下之如火盛精枯用熱地歸身山藥煎湯入前藥煎服每収奇功若久病神昏氣血陰陽四損當從季汪之説而消息之寒温條辨

○渴

經云病人不惡寒而渇者此轉屬陽明也又曰服柴胡湯已渇者屬陽明也故以渇列陽明门然六經皆有渇病者準繩

傷寒邪傳裡則渇邪在表則不渇夫三陽雖或

有渴不如三陰之甚也故太陰腹滿嗌乾少陰口燥舌乾而渴厥陰則消渴消渴者飲水多而小便少謂其熱能消水也蓋初傳則熱微而渴微傳深則熱甚而渴甚也凡渴與水分令極意三陽微渴者五苓散大渴者白虎湯三陰熱甚而渴者順下之其或渴微而強多飲之則成悸動支結喘欬餶噦乾嘔腫滿下利小便不利皆由此也成無巳

渴病多因或汗或吐或下三法傷其津液胃中乾燥故渴引飲也陽邪往乘三陰太陰則嗌乾少陰則口燥厥陰則消渴亦屬熱傷津液也

太陽之渴用五苓散者以水停心下小便不通也陽明之渴在白虎湯者以胃熱飲水不已也少陽寒熱往來症具而煩渴者用柴胡湯和解去半夏加花粉者避燥以生津液也○凡渴欲飲水者當少與之以潤胃燥則胃和而愈若恣意飲之必致停水為病　金鑑

凡陰證煩燥口渴不能飲水此虛陽上泛而為假熱脉沉足冷者四逆湯加人尿猪胆汁冷服之○溫病一發即煩渴引飲以鬱熱自内而達外也故直格曰身熱為熱在表引飲為熱在裡溫病本末身冷不渴小便不赤脉不洪數者未

之有也輕則白虎湯加天虫蟬退天花粉重者增損三黄石羔湯加大黄◎下利清穀純是陰證而反見渴者此陰在下格陽於上雖引飲自少而常喜温不可用凉藥宜理中湯加附子四逆湯加人參以温之 寒温條辨

脉浮而渴屬太陽有汗而渴屬陽明自利而渴屬少陰至於厥陰消渴飲水不止則又熱之甚矣 朱氏

冬月發熱頭痛二三日即咽痛而渴名曰冬温陽旦湯加萎蕤桔梗◎温病發熱而渴黄芩湯加天花粉芦根汁若有暴感客邪加葱白香豉

○下利脉数而渴欲不能多者防圊血白頭翁湯 以上參路玉緒論

凡熱病熱甚大便實者以元明粉一錢加入水中飲之最妙○凡中暑煩渴者加辰砂天水散調水中飲之尤妙○凡虛人煩渴不飲水燈芯煎湯浸水中與之○凡口渴者細茶湯白梅湯菉豆湯皆可飲梨藕西瓜皆可食凡用氷須以冷水洗去鹽沫方可 吳綬

有陽症不渴陰症反渴者有陽明不甚渴太陰乃大渴者不可不知治渴一也有堅腎水而渴止者有利小便而渴愈者堅腎水則用花粉之

屬利小便則用二苓之類蓋太陰以利小便為先陽明以利小便為戒少陽以半表裡可下之或大渴不止小柴胡加花粉重堅其腎水腎水堅自還滲入大腸大腸微通熱去而渴解若病在太陽太陽為膀胱腎經非利小便則熱無從去渴何由愈哉 戴元禮

景岳曰水為天一之精凉能解熱甘可助陰非若寒傷氣者之比如陽虛無火者其不宜水不待言也其有陰虛火旺者元氣既衰精血又涸則津液枯燥多見鼻乾唇裂舌胎黑色二便祕結使非借天一之清何以濟燃眉之急故以冰

水解其標繼以甘温壯水之劑培其本水藥並進無不可也其有内真寒而外假熱陰盛格陽之證察其元氣非甘温大補則不足以挽回察其喉舌則些小辛熱又不可以近口有如是者但將甘温大補之劑煎成湯液用冷水浸冷飲之此以假冷之味解上焦之假熱而以真熱之性復下焦之真陽是非用水而實亦用之意内經所云伏其所主而先其所因是也

口渴一證乃傷寒一大關鍵不可不細心体察凡風寒在表邪在太陽不言渴也一入陽明則不惡寒反惡熱口漸知渴矣其有太陽病初起

而即口渴者温熱之邪自裡出表雖見表證邪不在表故仲景云太陽病發熱而渴不惡寒者為温病又太陽中暍者其人汗出惡寒身熱而渴也是不宜發汗與風寒異治至于濕温初起濕未化熱口雖渴卻不能飲化熱之後始大渴引飲矣故就口之渴與不渴可以辨邪之表裡中之寒熱而即可以渴之微甚辨熱之輕重臨證時首宜辨此 呂震名

◎正陽明古法

凡身熱微惡寒舌苔白頭額目痛脉浮洪微滑無汗而微喘者此風寒客于陽明營衛而表實

也宜發汗麻黄湯主之○如脉浮而遲汗出微惡寒者此風邪客于陽明營衛而表虛也宜解肌桂枝湯主之

此外邪初入陽明之表即在營衛之間當同太陽施治亦不得以陽明正病治之以外症猶有微惡寒也

若發熱汗出惡風鼻鳴乾嘔○如桂枝症而頭不痛項不强寸脉微浮胸中痞鞕氣上冲咽喉不得息者此爲胸有寒也宜瓜蒂散吐之

此病機在胸中痞鞕不頭痛項强餘症雖似桂枝非太陽中風可知胸中爲陽明之表寒

邪結而不散，胃陽抑而不升，故成痞象。惟用酸苦涌洩之味越之，則胃陽得升，胸寒自散，裡之表和，表之表自解矣。○此邪不在營衛，而在胸中，故不用汗法而用吐法。

若二三日後，外症身熱，自汗出，不惡寒，反惡熱，身重，鼻乾，不眠；内症咽乾口苦，煩渴飲水，心中懊憹，胸滿而喘，舌胎白刺，或兼微黃，脉象洪滑。此陽明内熱欲出之表，為陽明半表半裡之症。斯時汗下兩忌，惟宜吐法，以越胸中之邪，梔子豉湯主之。嘔加半夏，腹滿加枳實，身熱加黃柏、茵蔯。如大熱汗出，大煩大渴，脉洪大浮滑，不惡

寒反惡熱舌胎黃燥者宜白虎湯主之胃火一
清則津液生而煩渴解汗止身涼矣
若發熱脉浮渴欲飲水小便不利者豬苓湯主
之使熱從下泄諸症自除矣
以上三症俱陽明內熱欲出之表症分三焦
主治熱在上焦梔子豉湯越之熱在中焦白
虎湯清之熱在下焦豬苓湯利之
若潮熱自汗不惡寒反惡熱六七日不大便腹
脹滿繞臍痛煩躁譫語喘冒不得臥腹中轉矢
氣或自利純清水咽燥口渴舌胎燥黃起刺脉
沉實滑數者陽明實熱裡症地道不通燥屎為

痞也其脉沉實滑數心下痛滿堅硬及臍腹者大承氣湯急下之如大便不甚堅燥腹滿硬痛不甚者小承氣湯微和之如大便燥硬而譫未劇心下不甚脹滿者調胃承氣湯潤燥以和之若惡寒未罷腹未堅滿屎未燥鞭脉弱不實均不可用承氣如身熱發黄但頭汗出而身無汗小便不利渴欲飲水此為鬱熱在裡茵陳蒿湯主之以上傷寒指掌

◎陽明新法

凡遇發熱身痛口渴唇燥或初起微寒即發熱不已舌胎中黄邊白或黄燥如刺脉來洪滑此

陽明内熱為外感新邪引動而發也宜犀角連翹牛蒡薄荷黄芩葛根防風木通之類清解之若見煩悶嘔惡足冷耳聾脉沉伏或浮躁者此斑疹欲透也亦用此方透斑解毒渴而乾嘔者加芦根一握如遇脉象沉鬱不可認為寒此必斑透不快也如關上見伏脉此必熱毒凝滞斑不得出也若右關脉伏而兼胸痛氣急或咳者此必有伏痰也又當以治痰為主總以舌胎黄燥為實熱之憑勿以脉象沉遲為虚寒之驗也陽明以胃實為病故大便不通然熱邪外無出路每每下逼大腸而下黄黑稠粘之糞下時肛

門必有熱氣此因外不得解而邪從下洩雖通仍作不通論勿止之或從下泄之後反能得汗而解即不得汗亦只清火解毒兼養陰液其邪自能漸解身凉或從養陰之後陰液外溢反得大汗而解或有熱毒内結癍疹不得外透反從下泄之後癍疹始出或用透發不應只用清火解毒癍疹反透此皆熱毒内結使然新邪外觸内發如癍疹已透只宜清解毒火微兼養陰柴葛升提之品俱不可投宜連翹赤芍元參花粉知母黄芩銀花鮮生地人中黄之類癍毒自化矣若見舌絳如硃目赤如火口燥舌裂汗出津津

此陽明血熱邪從内裏已遍三焦即陽明熱病也切忌升提宜涼膈散去芒硝大黄加石羔牛蒡赤芍鮮生地丹皮主之大便秘者去硝留黄

陽明血分熱病

若見發熱自汗舌白如刺或黄燥口渴不惡寒反惡熱此陽明氣分之熱宜梔子豉湯加連翹黄芩淡竹葉蘆根之類清之

陽明氣分熱病

化癍解毒之後或汗解之後尚有餘熱未退大便雖閉腹中調和者只宜養陰退陽甘露飲加減妙陰液復餘邪自退大便自通矣

有身熱已退獨額熱未除者此胃中有餘邪也

宜清疏陽明如連翹黃芩生查麥芽枳殼金斛之類◎如已身涼胸腹熱未退此脾家有火也加白芍清之白芍生用

◎陽明兼肺 新法

前太陽兼肺在寒邪一邊此陽明兼肺在溫邪一邊均以手太陰為治

如遇發熱惡寒咳嗽喉燥渴飲舌胎白中帶黃或白而燥刺或邊紅中白脉來浮數此風溫客于太陰手經而內熱發于陽明之表也宜羚羊角前胡杏仁連翹薄荷桔梗黃芩豆豉淡竹葉之類以解風熱如兼煩悶嘔惡脉沉足冷者欲

發癍疹也亦以此方加牛蒡防風透之

如痧疹已透尚有頭脹心煩脘悶咳嗽者肺氣不得宣暢也宜梔豉蔞仁桔薄黄芩連翹牛蒡貝母鬱金之類使肺氣通暢痧疹透達諸症自解

若痧疹已透仍然胸脇悶痛咳嗽喘急者此有伏痰也其氣口脉閉是痰之驗也宜豁痰利氣如前胡杏仁瓜蔞橘紅蘇子象貝桔梗枳殼萊菔子竹瀝姜汁之類投之痰自出矣

○陽明少陽 新法

凡風寒之入由皮毛而腠理腠理為陽明少

陽之界作表症看非邪已入陽明之裡而復傳于少陽也柯韵伯力辨陽明傳少陽之謬以此

如身熱口渴微兼惡寒舌胎中白邊黄或根白尖紅脉來弦滑此邪肌肉腠理之間陽明少陽之表症也宜解肌法如柴葛連翘薄荷黄芩桔紅之類以取肌分之汗熱自退矣傷寒

如見舌胎白少紅多初起微寒即發熱不已此陽明輕而少陽重氣分少而營分多宜犀角連翘丹皮鈎丁黄芩薄荷黑梔之類以清營分之熱大忌汗散温邪

陽明太陰 新法

前陽明少陽邪由陽明之表而來此陽明太陰邪從陽明之裡而及胃於脾聯此表裡俱病也

如見舌胎白帶灰黑色或白中帶黑點或邊黄中黑或前半黄後半黑或純黄燥胎或黄八字種種形色首陽明太陰之見外症身体灼熱口渴唇燥左關数右關滑此陽明熱邪内蘊以致瘢不得透毒不得解因與太陰為表而傳入也急宜透之提之不使毒邪陷入三陰用二角芩連牛旁連翹桔梗薄荷等使瘢外達而解如瘢

點隱隱不得外透加角刺數分以透之如大便秘而潮熱譫語者陽明為重太陰為輕下之可也

○陽明少陰 新法

前陽明太陽因陽明之邪失表失清以致將陷太陰作實證治故猶用提透此陽明少陰由其人本係陰虛即病在陽明而少陰已不能支此土來剋水水不濟火也當作虛症治凡見舌胎中黃邊紫半前黃後半紫或前白後半紅脉左數右洪外症潮熱舌燥唇焦口糜氣穢齒衄煩渴此景岳所謂陽明有餘少陰不足

之症也宜大小甘露玉女煎之類隨症加減無不應手　以上抄傷寒指掌

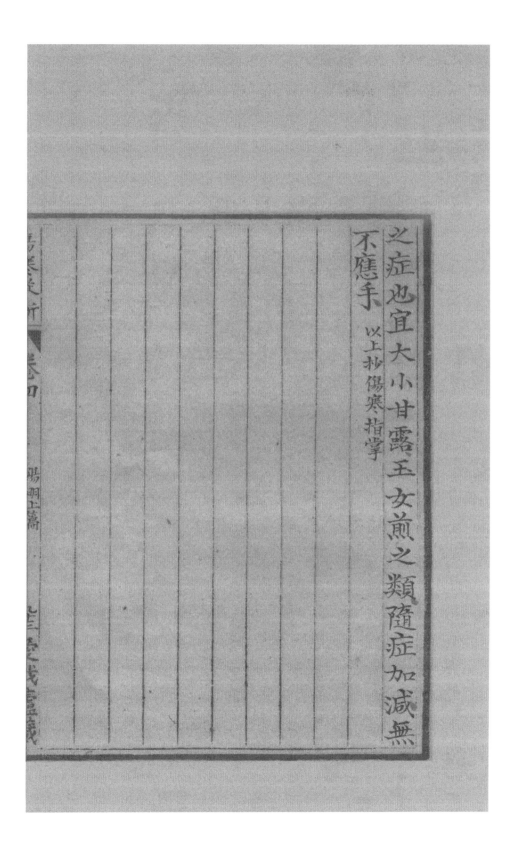

傷寒從新卷四終

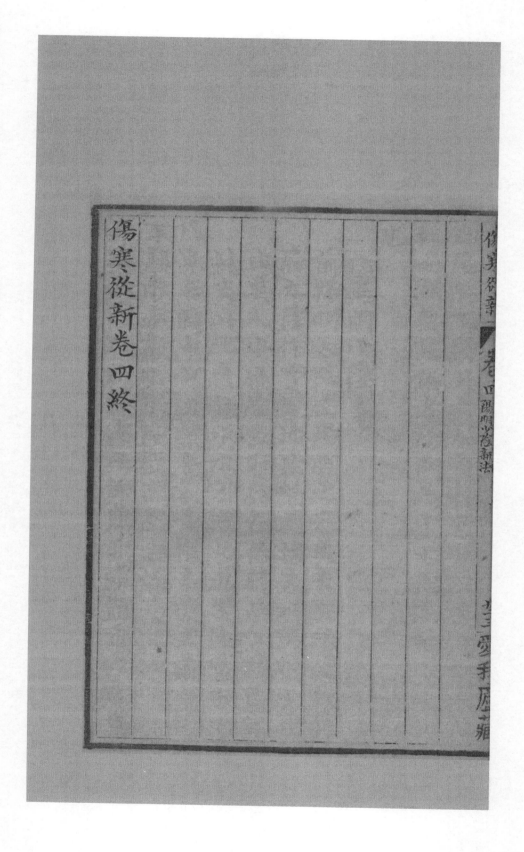